静脉疾病
防治知识必读

JINGMAI JIBING
FANGZHI ZHISHI BIDU

李燃彤 韩胜斌 李 慧 蔡红伟 ◎ 主 编

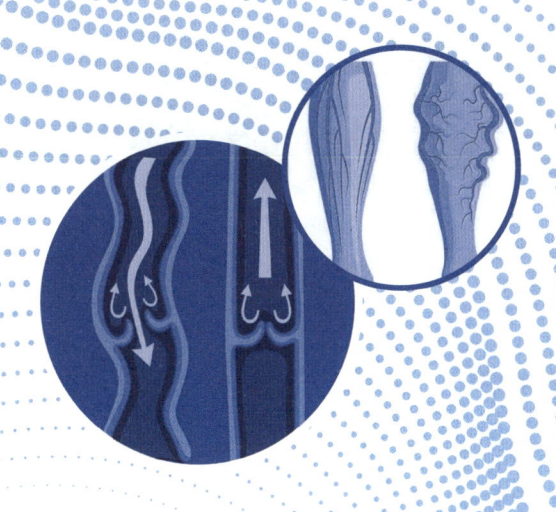

云南科技出版社
·昆明·

图书在版编目（CIP）数据

静脉疾病防治知识必读 / 李燃彤等主编. -- 昆明：云南科技出版社，2025. 6. --（基层医师培训系列图书）. -- ISBN 978-7-5587-6392-2

Ⅰ. R543.6

中国国家版本馆 CIP 数据核字第 2025F5T184 号

静脉疾病防治知识必读
JINGMAI JIBING FANGZHI ZHISHI BIDU

李燃彤　韩胜斌　李　慧　蔡红伟　主编

出 版 人：温　翔
责任编辑：汤丽鋆
整体设计：长策文化
责任校对：秦永红
责任印制：蒋丽芬

书　　号	ISBN 978-7-5587-6392-2
印　　刷	昆明亮彩印务有限公司
开　　本	787mm×1092mm　1/16
印　　张	12.25
字　　数	110千字
版　　次	2025年6月第1版
印　　次	2025年6月第1次印刷
定　　价	78.00元

出版发行：云南科技出版社
地　　址：昆明市环城西路609号
电　　话：0871-64120740

版权所有　侵权必究

编委会名单

主　编：李燃彤　昆明医科大学第一附属医院
　　　　　韩胜斌　昆明医科大学第一附属医院
　　　　　李　慧　昭通市第一人民医院
　　　　　蔡红伟　昆明医科大学第二附属医院

副主编：郭修海　云南省阜外心血管病医院
　　　　　李丽利　江城哈尼族彝族自治县人民医院
　　　　　鲍渝霞　昆明医科大学第一附属医院
　　　　　周良军　江城哈尼族彝族自治县人民医院
　　　　　张　琨　昆明医科大学第一附属医院

参　编：李林宏　西双版纳傣族自治州人民医院
　　　　　何　芳　昆明医科大学第一附属医院
　　　　　张毓婕　昆明医科大学第一附属医院
　　　　　武雪燕　昆明医科大学第一附属医院
　　　　　黄洪玉　昆明医科大学第一附属医院
　　　　　张晓吾　昆明医科大学第二附属医院
　　　　　谭春美　昆明医科大学第二附属医院
　　　　　胡忠华　昆明医科大学第二附属医院
　　　　　谢采宏　昆明医科大学第一附属医院
　　　　　康亚玲　昆明医科大学第一附属医院

前言 FORWARD

　　静脉作为人体血液循环系统的重要组成部分，承担着将血液从身体各组织器官输送回心脏的关键任务。静脉系统出现病理改变可引发一系列不同类型的静脉疾病。静脉疾病是临床上较为常见的疾病类型，涵盖了多种具体病症，如下肢静脉曲张、深静脉血栓形成、静脉炎、布-加综合征、胡桃夹综合征、腔静脉综合征等。其中，下肢静脉曲张会致使下肢静脉突出于皮肤表面，形成蚯蚓状的静脉团，不仅影响美观，还会给患者带来身体上的不适；深静脉血栓形成则可能导致静脉回流受阻，若血栓脱落进入肺动脉引发肺栓塞，严重时甚至会危及生命。

　　近年来，随着人们生活方式的改变，如长期久坐、缺乏运动等，以及人口老龄化进程的加快，静脉疾病的发病率呈明显的上升趋势。我国静脉疾病患者数量持续增多，静脉疾病给患者个人的身体健康和生活质量造成了不同程度的影响，也给社会医疗资源带来了一定的压力。

　　从传统的药物治疗、手术治疗，到如今新兴的微创治疗技术，静脉疾病的治疗方法有各自的优势与局限。同时，静脉疾病的诊断与治疗仍面临着诸多挑战，包括如何实现早期精准诊断？怎样根据患者的具体情况制订个性化的治疗方案？如何有效预防疾病的复发？等等。

　　随着静脉导管穿刺技术不断发展，越来越多的患者接受静脉导管穿刺治疗，这也使患者对静脉导管知识的需求增加。了解预防静脉血栓栓塞症的方法，可降低该病发病风险。

  静脉疾病具有高发性并且病情较复杂，若不积极治疗，后果较严重。深入了解静脉疾病的发病机制、临床表现、诊断方法和治疗手段，对提高静脉疾病的防治水平、改善患者的预后状况具有至关重要的作用。本书围绕静脉疾病的各个方面展开了详细的阐述与分析。鉴于作者水平有限，书中难免有不足之处，且由于当前科学研究和技术的不断发展，知识也会不断更新，希望广大读者朋友对书中存在的问题给予指正。

本书编写组
2025年春于昆明

目录 CONTENTS

001 第一章 常见静脉疾病

第一节 静脉疾病概述 …………………………………………… 003

第二节 静脉曲张 ………………………………………………… 008

第三节 深静脉血栓形成 ………………………………………… 020

第四节 静脉炎 …………………………………………………… 034

第五节 布-加综合征 …………………………………………… 041

第六节 胡桃夹综合征 …………………………………………… 050

第七节 腔静脉综合征 …………………………………………… 055

065 第二章 静脉导管知识

第一节 静脉导管概述 …………………………………………… 067

第二节 一次性钢针 ……………………………………………… 072

第三节 浅静脉留置针 …………………………………………… 078

第四节 中心静脉导管（CVC） ………………………………… 086

第五节 经外周静脉置入中心静脉导管（PICC） ……………… 093

第六节 植入式静脉输液港（PORT） ………………………… 099

1

111　第三章　静脉血栓

第一节　静脉血栓概述 …………………………………………… 113

第二节　静脉血栓栓塞的高危人群 ……………………………… 117

第三节　静脉血栓的危害 ………………………………………… 120

第四节　静脉血栓栓塞症 ………………………………………… 124

第五节　静脉血栓的预防 ………………………………………… 130

第六节　弹力袜 …………………………………………………… 136

第七节　弹力袜的穿脱方法 ……………………………………… 139

第八节　踝泵运动 ………………………………………………… 142

第九节　抗凝药物的使用 ………………………………………… 147

第十节　突发鼻出血的处理 ……………………………………… 159

第十一节　孕产妇血栓 …………………………………………… 161

169　第四章　慢性静脉疾病患者的生活管理

第一节　饮食管理 ………………………………………………… 171

第二节　作息管理 ………………………………………………… 175

第三节　运动管理 ………………………………………………… 178

CHAPTER 1

第一章

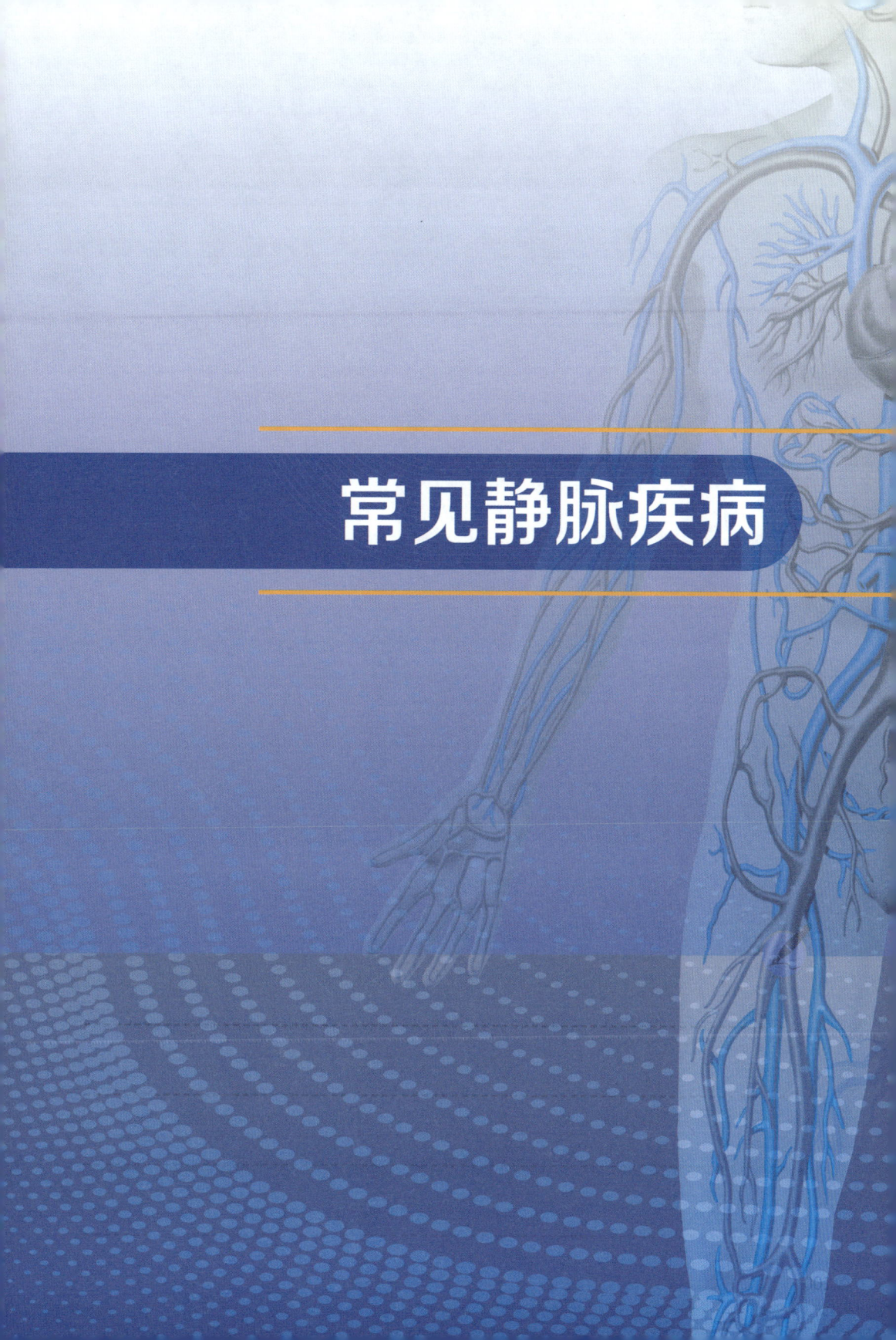

常见静脉疾病

第一节
静脉疾病概述

静脉疾病是一大类涉及静脉系统病理改变的疾病。静脉系统主要是帮助全身各个器官的血液回流到心脏。静脉管壁相对较薄，管腔内有静脉瓣。静脉瓣能帮助血液回流，防止血液逆流。如果人体静脉瓣膜功能受损或者静脉内血流受阻，就会引发静脉相关的疾病。

一、静脉疾病的形成因素

静脉疾病与静脉壁损伤、血流缓慢、血流高凝状态这三类因素有关。

二、静脉疾病的种类

（一）静脉曲张

静脉曲张是最常见的静脉疾病，常表现为静脉异常扩张、迂曲成团状或块状。它通常是静脉瓣膜功能不全、静脉壁受损所致。静脉壁压力持续性升高，静脉突起，患者往往有酸胀、沉重等不适症状。

静脉曲张俗称"炸筋腿"和"蚯蚓腿"。"炸筋腿"这一名称很形象地描绘了下肢静脉曲张时，腿部静脉呈现"炸开的筋"一样凸起的状态。外观上看，这些"青筋"犹如一条条蚯蚓攀爬在患者腿部。

（二）深静脉血栓（DVT）形成

深静脉血栓形成是指血液在深静脉管腔内不正常的凝集，阻塞管腔导致的静脉血液回流障碍。全身主干静脉均可以发生该病，尤其多见于下肢。若未及时治疗，会造成不同程度的慢性静脉功能不全，甚至导致残疾，影响生活和工作。深静脉血栓的形成可能使患者突发肺栓塞，致死率极高。因此，针对此类疾病，预防大于治疗。

（三）静脉炎

静脉炎按病变部位可分为浅静脉炎和深静脉炎。其中，血栓性浅静脉炎又称浅静脉血栓形成，多见于四肢，也可发生于胸部和腹壁。

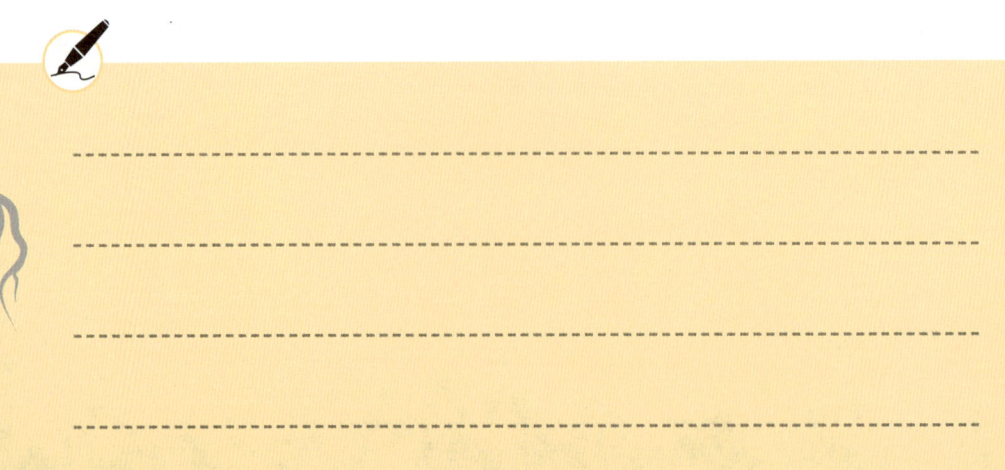

专家点拨

深静脉血栓形成与浅静脉血栓形成（血栓性浅静脉炎）

血栓可以引发炎症，炎症也可以引起血栓。血栓性浅静脉炎通常会刺激血管内皮细胞，引发深静脉血栓形成；当深静脉血栓形成时，血管内皮细胞受到刺激进而诱发炎性反应。

由此可见，深静脉血栓形成与浅静脉血栓形成好似形影不离的"两兄弟"。当"哥哥"出现的时候，"弟弟"会尾随其后；当"弟弟"出现时，"哥哥"也会火速现身。因此，临床上常常出现这两种疾病同时发生的情况。

（四）其他静脉疾病

其他静脉疾病在临床上较为少见，发病率也相对较低，主要包括布-加综合征（BCS）、胡桃夹综合征（左肾静脉受压综合征）、腔静脉综合征等。

1. 布-加综合征

布-加综合征是一种相对少见但病情较为复杂的血管疾病。它是由肝静脉或其开口以上的下腔静脉阻塞引起，以门静脉高压和（或）下腔静脉高压为特征的一组疾病。BCS的病因主要包括：先天性血管发育异常（如血管隔膜形成、血管狭窄等）；血液高凝状态导致血栓形成而阻塞血管（尤其是易栓症患者）；外在压迫（如肿瘤压迫肝静脉或下腔静脉）。

2. 胡桃夹综合征

胡桃夹综合征，又称左肾静脉受压综合征，是左肾静脉在腹主动脉和肠系膜上动脉之间受到挤压，导致左肾静脉回流受阻所致。患者可能出现血尿、蛋白尿，部分患者还会有左侧腰、腹部疼痛的症状，运动后加重。

3. 腔静脉综合征

腔静脉综合征是指腔静脉因受压、血栓或肿瘤侵犯导致血流受阻，引发一系列循环障碍的临床综合征。腔静脉综合征分为上腔静脉综合征和下腔静脉综合征。

上腔静脉综合征通常是由上腔静脉受压迫或发生阻塞引起的，其最常见的病因是胸部肿瘤（如肺癌、淋巴瘤等）侵犯或压迫上腔静脉。患者可出现头面部、颈部和上肢的肿胀及皮肤青紫等情况，还可能伴有头晕、呼吸困难等症状。这主要是静脉回流不畅导致头部和上肢血液瘀滞所致。

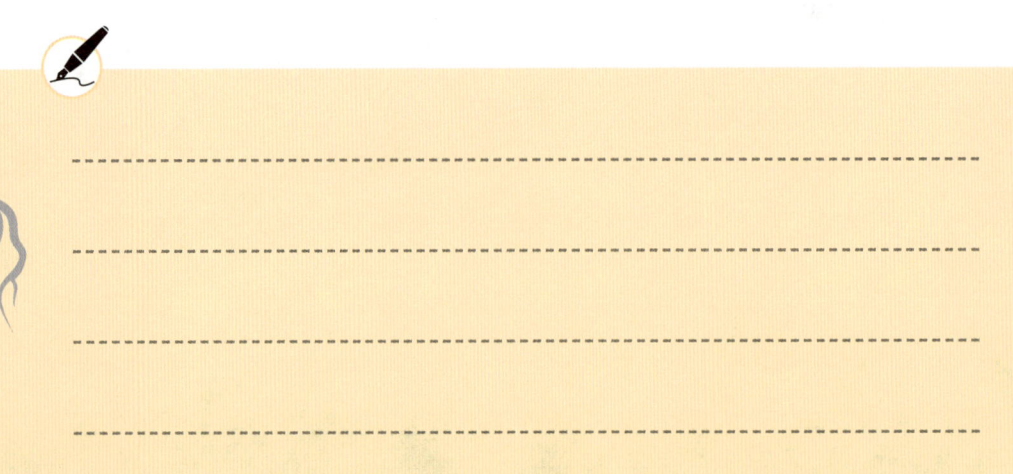

第一章 常见静脉疾病

　　下腔静脉综合征是因下腔静脉血流受阻导致下肢、腹部及盆腔静脉回流障碍。患者可表现为双下肢对称性水肿、皮肤色素沉着、静脉曲张、腹腔积液（腹水）、蛋白尿等。

第二节

静脉曲张

静脉曲张（俗称"蚯蚓腿"）是一种因静脉瓣膜功能不全、血液回流受阻或血管壁弹性减退而引发的血管病变。其病理特征表现为浅静脉异常迂曲、扩张，血管壁因长期承受异常压力而发生形态改变，犹如失去弹性的橡皮筋，逐渐扭曲膨大。

一、静脉曲张的分类

（一）下肢静脉曲张

下肢静脉曲张是最常见的静脉曲张类型，主要是下肢静脉瓣膜功能不全、静脉壁薄弱等原因引起，通常累及大隐静脉、小隐静脉及其分支。病变多从足踝部开始，逐渐向上蔓延，表现为小腿内侧、后侧的浅静脉迂曲、扩张，呈蚯蚓状。长期站立者的下肢静脉曲张发病率可达20%~40%。

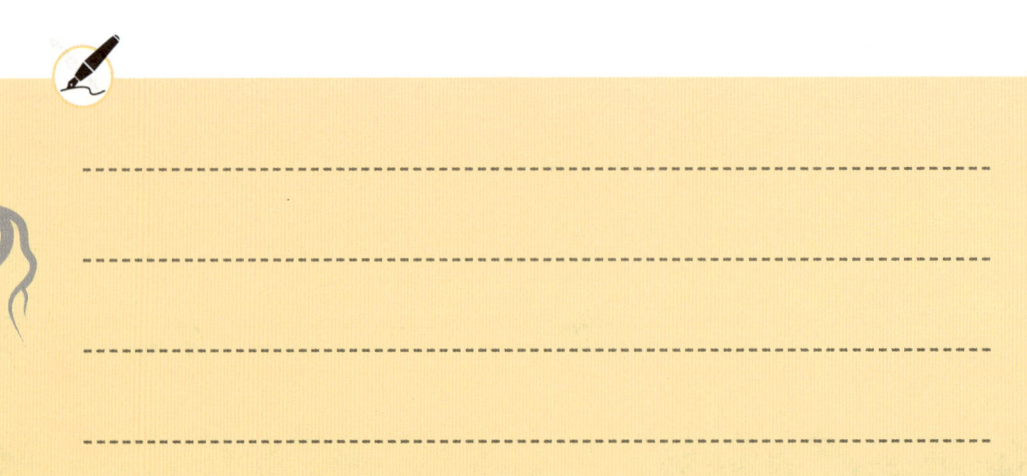

（二）精索静脉曲张

精索静脉曲张是男性特有的静脉曲张类型，主要发生在精索内静脉，分为原发性和继发性。原发性精索静脉曲张主要是精索内静脉瓣发育不全、静脉壁的平滑肌或弹力纤维薄弱等因素导致。继发性精索静脉曲张常因腹膜后肿瘤、肾肿瘤等压迫精索内静脉引起。

（三）胃底-食管静脉曲张

胃底-食管静脉曲张主要与肝脏疾病导致的门静脉高压有关。肝硬化等疾病使门静脉压力升高，血液通过胃冠状静脉、食管静脉丛等侧支循环回流，造成这些静脉异常扩张。胃底-食管静脉曲张是门静脉高压导致的严重并发症之一。

二、下肢静脉曲张的临床表现

（一）外观改变

下肢（多为小腿）皮肤可见静脉隆起、迂曲，青紫色血管呈蚯蚓状匍行分布。病情较轻者仅为局部静脉扩张，严重者则整个小腿甚至大腿都可分布曲张的静脉。

（二）腿部不适

静脉曲张的患者常感到腿部沉重、酸胀、疼痛，长时间站立或行走后症状加重。部分患者还可能出现小腿肌肉痉挛，夜间发作较为常见。

（三）皮肤改变

随着病情发展，患者的皮肤可能出现营养性变化，如皮肤瘙痒、色素沉着等，这主要是因为血液瘀滞导致皮肤的代谢功能受到影响。

三、下肢静脉曲张的治疗

下肢静脉曲张的治疗方法包括非手术治疗和手术治疗。

（一）非手术治疗

1. 常用方法

常用的非手术治疗方法包括辅助设备治疗和穿医用弹力袜。

（1）辅助设备治疗

辅助的治疗设备主要包括气压治疗仪器、足底静脉泵、间歇充气加压装置。

（2）穿医用弹力袜

医用弹力袜适用于大多数静脉曲张患者，它可对患者腿部施加从下向上递减的压力，促进静脉血液回流，减轻静脉压力。患者应在早晨起床前穿上，于晚上睡觉前脱下。患者可以根据静脉曲张的程度选择合适的压力级别，如一级（轻度）、二级（中度）、三级（重度）。弹力袜的穿脱方法详见本书第三章第七节。

2. 药物治疗

静脉活性药物如地奥司明、迈之灵等，可以增加静脉张力，降低血管通透性，促进静脉回流，缓解水肿和酸胀等症状。患者应遵照医嘱，按疗程服用药物，同时观察症状是否改善。

3. 生活方式调整

患者需要注意保持心情舒畅，身体放松，规律作息，清淡饮食，规律用餐，积极运动，充足饮水，切勿熬夜。

（1）避免久站、久坐

久站和久坐会加重静脉血液瘀滞。建议患者定时活动，如每小时活动几分钟，做踮脚尖、屈伸膝关节等动作，促进腿部肌肉收缩，帮助血液回流。

（2）抬高下肢

平躺休息时可将下肢抬高，略高于心脏水平即可（如睡觉时可在脚下垫一个枕头），这样有利于促进静脉回流，减轻下肢肿胀。

（二）手术治疗

手术治疗的方法包括传统手术治疗和微创治疗两种。

1. 传统手术治疗

大隐静脉高位结扎加剥脱术是治疗下肢静脉曲张的经典手术方法。通过结扎大隐静脉的主要分支、在高位结扎大隐静脉主干并将大隐静脉主干从皮下完整剥脱，可以去除曲张的静脉，达到治疗目的。该手术效果较好，但创伤相对较大，术后恢复时间较长，患者可能会留下瘢痕。

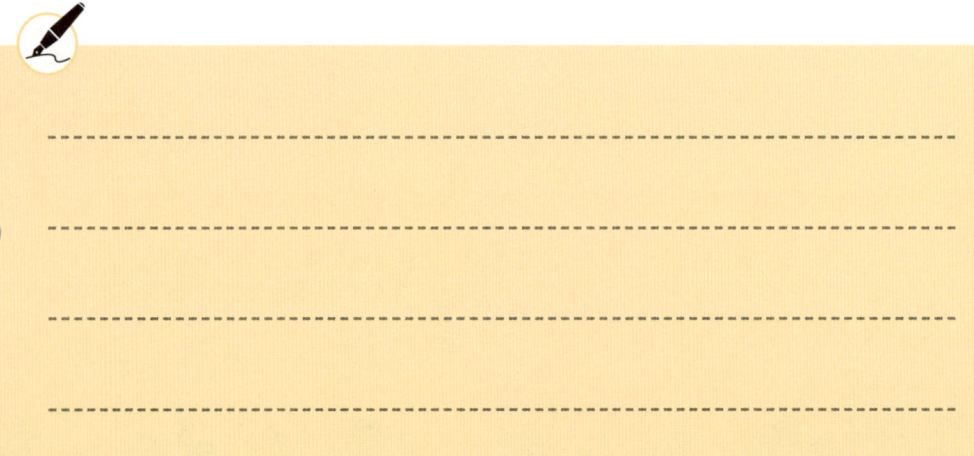

2. 微创治疗

（1）腔内激光治疗（EVLT）

EVLT是在超声引导下，将光纤导管插入曲张的静脉腔内，发射激光使静脉内膜受损、闭合，从而使静脉管壁纤维化，达到治疗静脉曲张的目的。这种方法创伤小、恢复快、术后疼痛较轻、并发症相对较少。

（2）射频消融治疗（RFA）

RFA主要是利用射频能量使静脉内膜受热、收缩、闭合，从而达到治疗静脉曲张的目的。其优势在于精准性高、对周围组织损伤小、患者舒适度高。RFA是目前常用的微创治疗手段之一。

（3）硬化剂注射治疗（SIS）

SIS是将硬化剂（如聚多卡醇、鱼肝油酸钠等）直接注射到曲张的静脉内，使静脉内膜发生炎症反应，继而形成纤维组织，使静脉管腔闭塞。此方法适用于少量、局部的静脉曲张，或者作为其他治疗方法的辅助方法。患者接受硬化剂注射治疗后可能出现过敏、色素沉着等不良反应。

（三）术后患者的护理

1. 伤口护理

嘱患者：保持伤口的清洁和干燥，避免伤口被液体浸湿，防止伤口感染；定期更换伤口敷料；如果出现伤口渗血、渗液、红肿、疼痛加剧等情况，须及时就医。

2. 肢体活动

鼓励患者尽早进行适当的下肢活动（如足背屈伸运动），以促进下肢血液循环，防止静脉血栓形成；嘱患者避免剧烈运动；嘱患者避免长时间站立或久坐，以防下肢静脉回流受到影响。

3. 穿着弹力袜

穿着医用弹力袜有助于缓解下肢肿胀，促进静脉回流。患者在术后通常需要持续穿着弹力袜3～6个月，待医生评估病情后，再确定是否继续穿着弹力袜。

4. 症状观察

观察患者下肢是否出现肿胀、疼痛，皮肤温度是否异常等情况。如果患者出现下肢肿胀，可能是静脉回流不畅或血栓形成的表现；如果患者感觉疼痛，尤其是突发的、剧烈的疼痛，或伴有呼吸困难等症状，可能是血栓脱落导致的肺栓塞，须立即就医。

5. 饮食注意事项

保持饮食均衡，摄入富含蛋白质、维生素等营养物质的食物，如瘦肉、鱼类、新鲜蔬菜和水果等，以促进伤口愈合；注意控制盐的摄入，以降低发生下肢水肿的风险。

四、治疗静脉曲张的其他设备与材料

（一）间歇式加压充气装置

间歇式加压充气装置是一种用于预防和治疗静脉疾病的医疗设备。它通过周期性的充气和放气，从肢体远端向近端挤压，产生如同肌肉收缩一样的压力波，从而促进静脉和淋巴液的回流。这种压力变化模拟了正常的肌肉泵功能，可以有效改善肢体的血液循环。

间歇式加压充气装置通常包括主机、连接管和充气袖套（或腿套、足套）几个部分。主机是控制中心，能够根据设置好的参数调节充气压力、充气时间和放气时间等。连接管用于传输气体，使主机和充气袖套相连接。充气袖套一般采用特殊的医用材料制成，能够紧密贴合肢体并且具有良好的气密性，以保证在充气过程中压力稳定。

间歇式加压充气装置主要用于治疗淋巴水肿、改善静脉功能不全症状、预防静脉血栓形成。

1. 参数设置

根据不同的治疗目的和患者情况，参数设置有所不同。患者应遵医嘱使用合适的压力，充气压力通常在30～60mmHg（1mmHg=133.32Pa）。充气时间和放气时间可以根据设备型号和实际需求进行调节，如充气时间为20～30s，放气时间为10～20s，循环周期为30～60min。

2. 注意事项

（1）科普相关知识

医务人员应提前向患者介绍间歇式加压充气装置的部件和基本工作原理，告知患者该装置在充气和放气时会发出"嗡、嗡、嗡"的充气声音和"嗯、嗯、嗯"的放气声音，请患者不必为机器正常工作发出的声音而担忧。

(2) 正确穿戴

使用时要注意正确穿戴充气袖套或腿套、足套，避免过松或过紧。

(3) 观察反应

使用过程中注意观察患者的反应，如出现疼痛、皮肤过敏等异常情况，应立即停止使用。

(二) 压力绷带

压力绷带是用于临床治疗和康复的一种特殊医用绷带，它能对患者的肢体施以固定的压力，即梯度压力（通常是从远端到近端逐渐递减），有助于促进静脉血液回流和淋巴回流，减少血液瘀滞，减轻组织水肿。压力绷带由特殊的弹性材料制成（如氨纶等），可以紧密贴合患者的肢体，产生适度的压力，从而实现更精确的压力控制。

压力绷带主要用于：静脉疾病（如下肢静脉曲张、深静脉血栓形成等）；部分慢性伤口（如腿部溃疡等），压力绷带可以促进伤口愈合，减轻伤口周围组织的水肿；淋巴水肿，压力绷带可以促进淋巴液回流，缓解肢体的肿胀（对于乳腺癌上肢淋巴水肿患者及盆腔肿瘤下肢淋巴水肿患者，压力绷带有较好的治疗作用）。

1. 使用方法

使用压力绷带须进行自下而上的螺旋式包扎。以下肢包扎为例，上条绷带要压到下条绷带的1/2处，再依次螺旋缠绕下肢，从足背缠绕至肢体近端。除此之外，还可以采用"8"字形的包扎方法。

2. 特点

压力梯度设置相对灵活，可根据患者对压力的感受、患者病变的部位、静脉疾病的程度，以及超声检查结果进行压力调整；成本低，可反复使用。

3. 注意事项

（1）压力适宜

压力绷带的有效压力为30～45mmHg。压力绷带松脱会造成该处压力失衡，须重新包扎。若出现压力过大的情况，须及时为患者松解并重新包扎，以免患者的肢体过度受压。

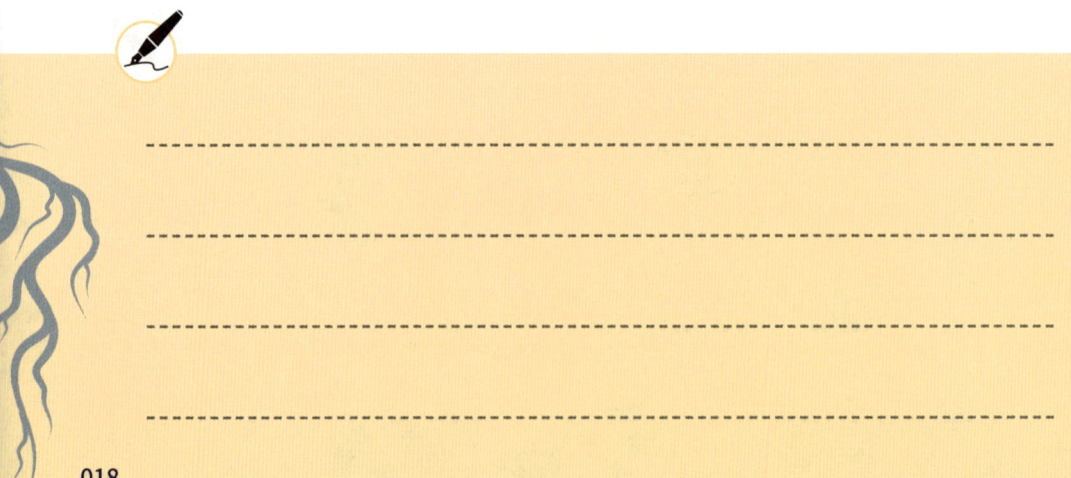

第一章　常见静脉疾病

（2）观察不良反应

使用压力绷带的过程中，除了注意查看压力绷带的松紧度是否适宜，还需要观察患者肢体末端有无缺血，皮肤有无发白或呈青紫色的情况及皮肤是否有过敏反应等表现。若患者出现肢体末端发凉、皮肤颜色改变、局部疼痛难忍或瘙痒、水疱等情况，应及时处理。

（3）保持绷带清洁

在使用压力绷带期间，应告知患者保持绷带干燥、无污染或折损。

（4）何时拆除绷带

患者术后1周内须使用压力绷带，未经医生的同意不可随意拆除。拆线时，医生会评估伤口愈合情况，如果情况允许，患者可以穿戴压力袜代替压力绷带。

第三节

深静脉血栓形成

深静脉血栓（DVT）形成是指血液在深静脉管腔内异常凝集、阻塞管腔导致的静脉血液回流障碍。深静脉血栓形成就像是深静脉发生了"交通堵塞"，导致血液不能顺畅地流动。

全身主干的静脉均可发生该疾病，若未能及时治疗，会造成肺栓塞、血栓后综合征、静脉坏疽和不同程度的慢性静脉功能不全，影响生活和工作，甚至导致残疾。其中，以下肢深静脉血栓形成多见。

一、病因

深静脉血栓形成的原因有三个方面：血管内皮细胞损伤；血液高凝；血液瘀滞。久坐、长期卧床、外伤或手术后，人的身体因活动太少或受伤，血液流动变慢，就容易形成血栓。另外，部分人的体内血液比较容易凝固（高凝状态），如孕妇、老年人或患有某些疾病（如癌症）的人，更容易得此病。

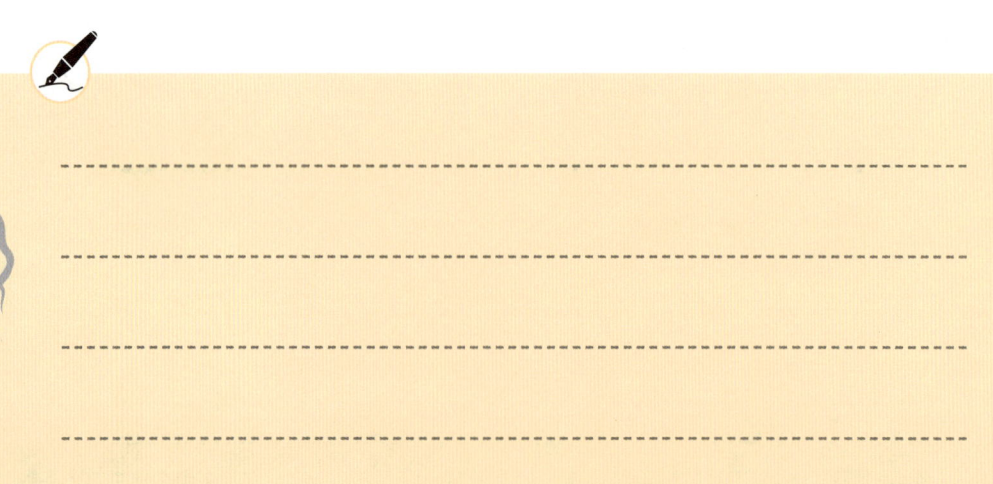

二、临床表现

深静脉血栓形成的主要症状是下肢肿胀、疼痛、皮肤发红及发热。肿胀往往从脚踝开始，慢慢往小腿、大腿蔓延。疼痛的程度因人而异，有的只是轻微的胀痛，有的则是难以忍受的剧烈疼痛，站立、行走或蹦跳时疼痛加重。

三、并发症

深静脉血栓形成最严重的并发症是肺栓塞（PE）。患者进行日常活动时，血栓可发生脱落，一旦脱落的血栓随着血流进入肺部，就会引起肺栓塞。这是非常危险的情况，患者会出现呼吸困难、胸痛、咯血等症状，严重的甚至危及生命。

四、诊断

（一）超声检查

超声检查是诊断深静脉血栓形成最常用的检查方法。通过超声检查，医

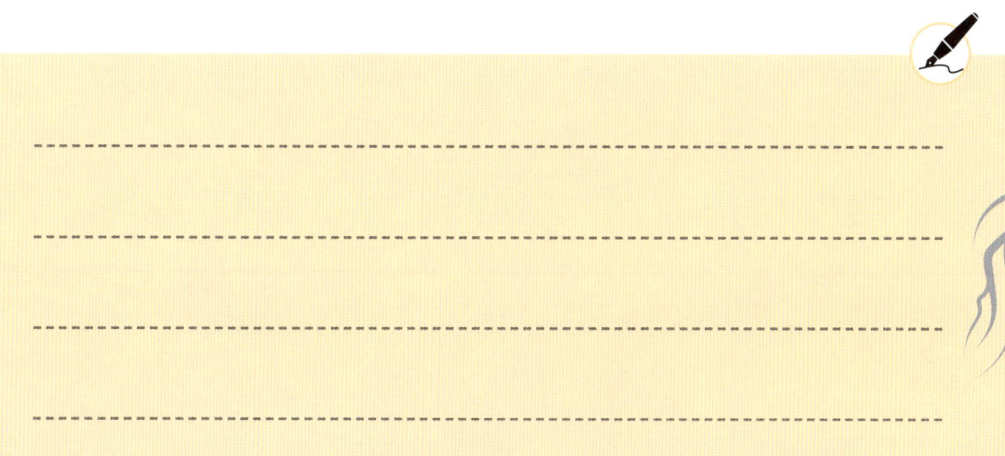

生可以清晰地看到静脉内部结构和血流情况。在检查过程中，医生会将超声探头放在患者腿部或其他怀疑有血栓的部位。正常静脉在超声下显示管腔通畅，血流信号正常；如果有血栓形成，会显示静脉管腔内有实性回声，且血流信号减弱或消失。这种检查方式无痛、无创，还可以重复检查，方便观察血栓的动态变化。

（二）D-二聚体检测

D-二聚体是人体内纤维蛋白溶解过程中的产物。在深静脉血栓形成时，血液凝固系统被激活，纤维蛋白形成后又被溶解，导致D-二聚体水平升高。

（三）造影检查

诊断深静脉血栓形成的造影检查包括X线静脉造影、CT静脉造影及磁共振静脉造影。三种检查方式对比见表1-3-1。

1. X线静脉造影（传统静脉造影）

X线静脉造影是通过向目标静脉（如下肢）穿刺置管并注射造影剂，利

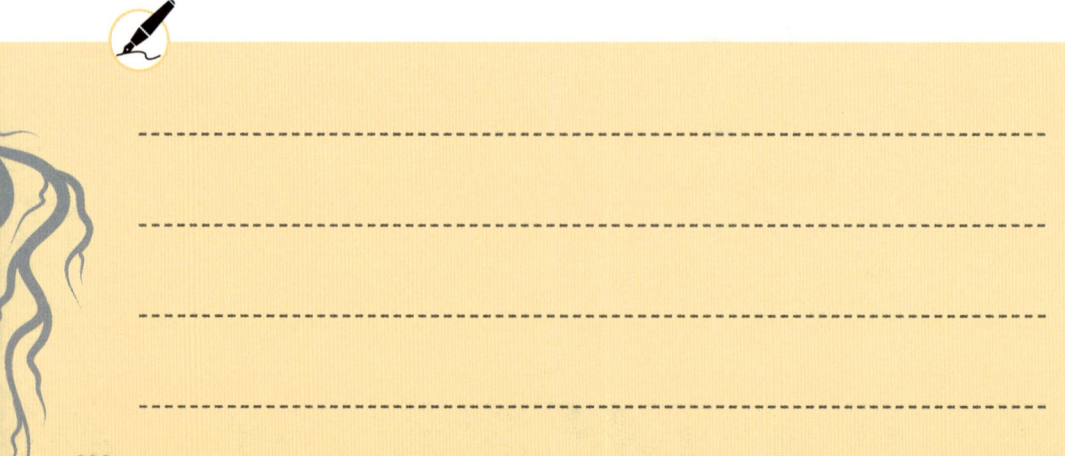

用X线透视和摄片技术，动态观察静脉血流及形态。此项检查可以评估血栓位置和范围，诊断瓣膜功能不全或反流情况，以及先天性静脉畸形或术后静脉通路。

优点

直观清晰：诊断的传统"金标准"，可直接显示静脉解剖。

动态观察：实时追踪血流，评估功能异常（如反流）。

成本较低：设备普及，费用相对低。

缺点

有创性：需穿刺并注射造影剂，可能导致患者疼痛或生成血栓。

辐射暴露：辐射剂量虽低于CT，但仍存在X线辐射。

禁忌证：碘过敏、肾功能不全者慎用。

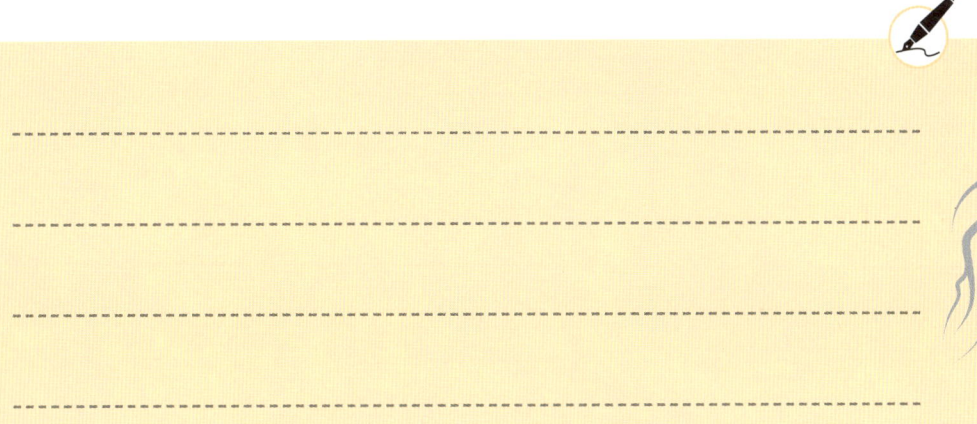

2. CT静脉造影（CTV）

CT静脉造影是通过静脉注射碘造影剂后，利用CT快速扫描获取静脉三维图像，结合后处理技术（如多平面重建）来显示血管结构。该方法主要用于：探查深静脉血栓栓子，尤其是与CT肺动脉造影（CTPA）联合诊断肺栓塞；扫描腹部或盆腔静脉病变，如门静脉血栓、肿瘤压迫或下腔静脉阻塞；进行创伤或术后评估，检查静脉损伤或吻合口通畅性。

优点

高分辨率：清晰显示静脉及周围组织结构（如血栓与血管壁的关系）。

快速成像：适合急诊（如肺栓塞排查）。

三维重建：多角度观察，定位精准。

缺点

辐射剂量较高：多次扫描会累积风险。

肾毒性风险：碘造影剂可能加重肾功能不全。

金属伪影：体内金属植入物可能影响图像质量。

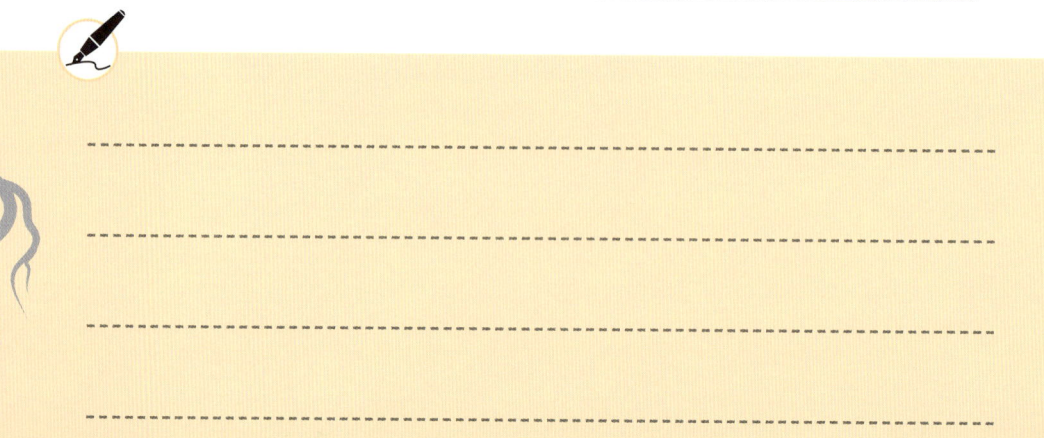

3. 磁共振静脉造影（MRV）

MRV主要用于：脑静脉窦血栓，可无创评估颅内静脉系统；门静脉高压，可观察门静脉血流及侧支循环；帮助诊断复杂血管畸形（如Klippel-Trenaunay综合征）；孕妇或儿童的诊断等。

MRV包括以下两种方式。

①对比增强MRV：注射钆造影剂增强血管信号。

②非对比MRV：利用血流特性成像（如时间飞跃法TOF、相位对比法PC）。

> **优点**
>
> 无辐射：适合需要重复检查者或敏感人群（如孕妇）。
>
> 多参数成像：提供血流动力学信息（如流速、方向）。
>
> 软组织对比度高：可区分血栓、肿瘤与正常组织。

😟 缺点

检查时间长：患者需保持静止，不适用于急诊。

禁忌证：体内有金属植入物（如起搏器）或幽闭恐惧症者。

费用较高：设备及维护成本高于X线及CT。

表1-3-1　三种造影检查对比

项目	原理	侵入性	辐射	适用人群	主要作用部位	成像速度
X线静脉造影	X线+碘造影剂	有创（穿刺）	有	非过敏者、非肾衰者	下肢静脉、浅表静脉	中等
CTV	CT扫描+碘造影剂	微创（静脉注射）	有（较高）	急诊、需高分辨率者	全身（尤其是胸、腹部）	快
MRV	（MRI+钆造影剂）/无对比剂	无创/微创	无	儿童、孕妇、碘过敏者	颅内静脉、盆腔门静脉	慢

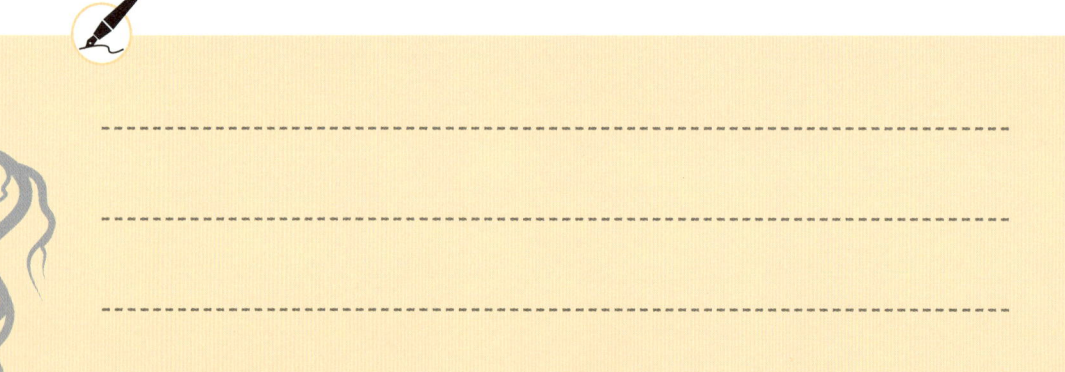

五、手术护理（图1-3-1）

（一）术前护理

1. 卧床休息

患者需卧床休息2周，特别是急性期的患者，应绝对卧床休息10~14天。抬高患肢30°，以促进下肢静脉血液回流，降低静脉压。下床或外出活动时，患者应穿着弹力袜或使用压力绷带。

2. 患肢护理

患者应避免长时间站立或行走。注意患肢保暖。患肢疼痛时可遵医嘱给予患者止痛药，用药期间禁止按摩患肢，以防血栓脱落。

3. 病情评估

判断患肢疼痛的部位及程度，监测动脉搏动和皮肤的温度，观察皮肤色泽并询问患者感觉，每日测量、记录患肢的平面周径。

如果患者出现呼吸困难、胸痛、咯血、血压下降、脉搏快等异常情况，提示可能发生肺动脉栓塞，须立即告知医生。

4. 禁烟

烟草中的尼古丁可引起血管收缩，加重患者病情。

5. 饮食管理

患者应选择清淡易消化饮食，忌酸、冷、辛辣的食物。术前应禁食、禁饮6~8h。

6. 术前准备

术前安排患者接受全面的体格检查，如肝功能、肾功能、凝血四项等相关检查，腹部平片及CT等影像检查；为患者穿刺部位备皮；嘱患者更衣。

（二）术后护理

1. 体位

一般情况下，患者术后应绝对卧床休息，取平卧位。术后6h，患者可根据情况翻身。

2. 严密观察病情变化

心电监护，观察患者生命体征（尤其是血压、血氧饱和度及尿量），观察患肢的足背动脉搏动、皮温、肢体血液循环情况等，警惕术后并发症的发生。

3. 伤口护理

植入术后患者的健侧股静脉或颈静脉处会留有穿刺点，穿刺处常规用沙袋压迫6h。经股静脉穿刺的患者，术后应局部采用弹力绷带加压包扎24h，并严密观察穿刺处有无渗出、有无血肿、远端动脉搏动情况，以及皮肤温度和颜色；定时监测出血、凝血时间，备血，备好抢救物品、药品；穿刺处每日用0.5%聚维酮碘消毒换药，防止创口感染。

4. 肺栓塞的早期观察

患者回房后，应严密监测生命体征的变化，对患者进行24h心电监测及吸氧，注意患者血氧饱和度的变化。主动询问患者有无呼吸困难、胸痛、咯血、晕厥、焦虑等症状，警惕肺栓塞；询问患者疼痛有无转移，观察有无栓子脱落后形成的其他部位的栓塞等。

5. 微量泵的使用

自发性出血是用微量泵输入药物所导致的常见不良反应。定时监测患者的血凝变化情况，及时调整溶栓治疗药物的剂量。用药期间应密切观察患者皮肤、口腔黏膜、牙龈有无出血点、瘀斑，穿刺处有无渗液和出血。输液穿刺点拔针须延长按压时间，按压15min（正常拔针按压3~5min）。

6. 患肢护理

判断患者患肢疼痛的部位与程度，监测动脉搏动及皮肤的温度，观察皮肤色泽并询问患者感觉。每日测量、比较并记录患肢不同的平面周径。

7. 抗感染治疗

术后常规使用抗生素3~5天，预防感染。对有发热的患者，应安排药敏试验和细菌培养，及时控制感染。

8. 饮食管理

术后6h内应禁食、禁饮，6h后可进食流食，之后根据患者情况逐步过渡到半流质食物和正常饮食。嘱患者选择易于消化、无刺激性、富含维生素的食物，同时减少高脂肪类食物的摄入。

（三）患者出院指导

①戒烟。
②控制感染。

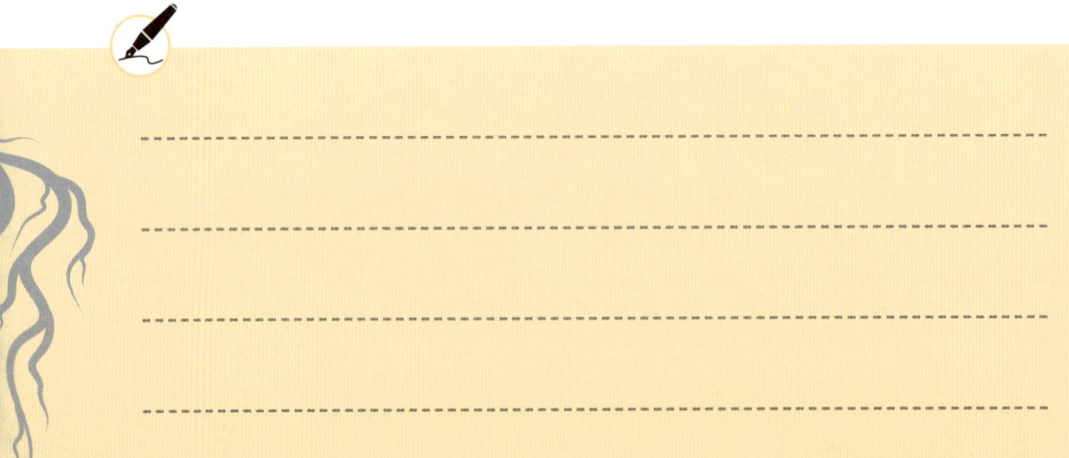

③保持低脂、高纤维素饮食。

④避免肥胖。

⑤适当运动，促进静脉回流。

⑥平时保持良好坐姿，休息时抬高患肢，避免长时间站立。

⑦患者可穿戴压力合适的弹力袜或遵医嘱使用气泵治疗。

⑧嘱患者避免黏膜出血，如刷牙时动作应轻柔；防止便秘，保持大便通畅；按时、按量服用抗凝药物并监测凝血功能。如有齿龈、黏膜出血或渗液等异常情况，应及时就诊。

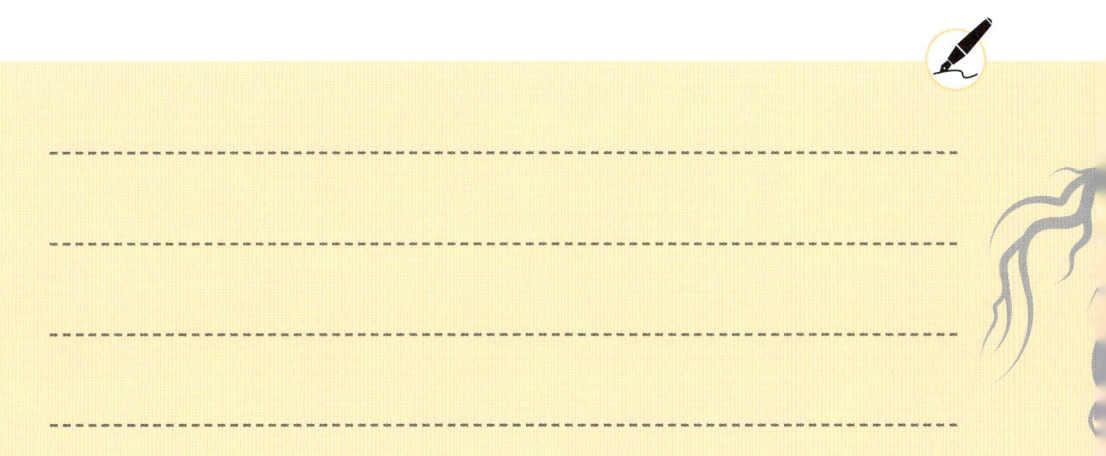

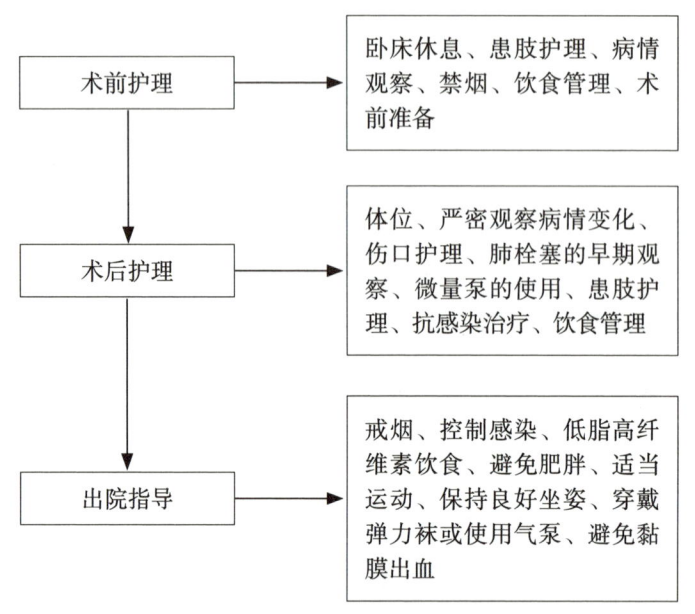

```
术前护理 → 卧床休息、患肢护理、病情观察、禁烟、饮食管理、术前准备

术后护理 → 体位、严密观察病情变化、伤口护理、肺栓塞的早期观察、微量泵的使用、患肢护理、抗感染治疗、饮食管理

出院指导 → 戒烟、控制感染、低脂高纤维素饮食、避免肥胖、适当运动、保持良好坐姿、穿戴弹力袜或使用气泵、避免黏膜出血
```

图1-3-1 深静脉血栓形成手术护理流程图

专家点拨

深静脉血栓形成的治疗方法包括非手术治疗和手术治疗。非手术治疗包括一般处理、溶栓、抗凝和祛聚疗法。手术治疗包括深静脉血栓取栓术和腔静脉滤器植入术。

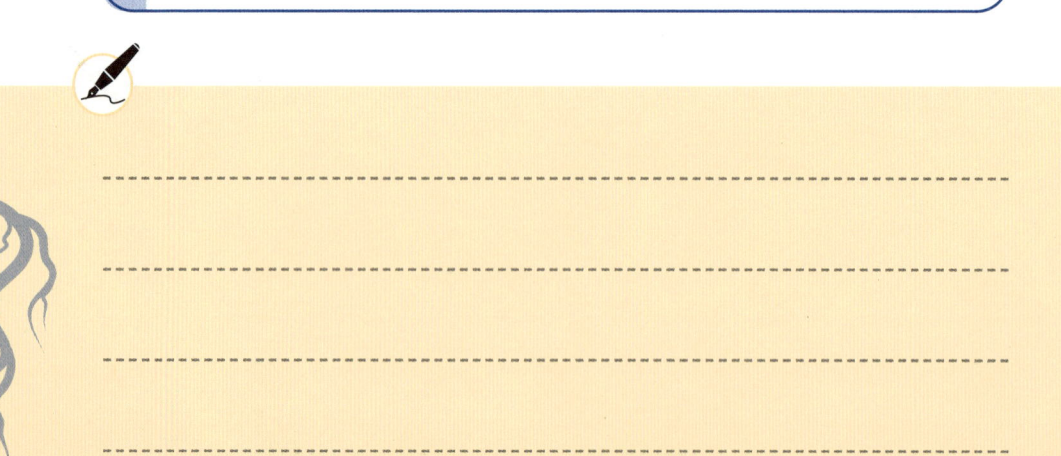

六、预防措施

（一）避免久站、久坐或长期卧床

避免长时间站着、坐着或躺着，定时活动腿部。

（二）穿弹力袜

穿弹力袜可以起到预防疾病的作用。

（三）多饮水

日常生活中要摄入充足的水分，避免血液黏稠度升高。

（四）使用辅助设备

如果患者因生病或手术需要卧床，可考虑使用辅助设备（如间歇充气加压装置）来促进腿部血液循环。

第四节
静脉炎

静脉炎分为浅静脉炎和深静脉炎，但以浅静脉炎更多见。

静脉输液时，如果输注的药物对静脉有刺激作用，浅静脉就可能发生炎症反应，皮肤摸起来有条索状的触感。患者可感到疼痛，且可能伴有发热、寒战等全身症状。

相对于浅静脉炎，深静脉炎的病情更为严重。患者除了有高热、寒战等全身症状，还容易发生严重的并发症（如肺栓塞）。

在疾病初期，静脉炎患者如果接受及时治疗，症状可迅速缓解；如果未予以重视，则可能导致严重的后果。

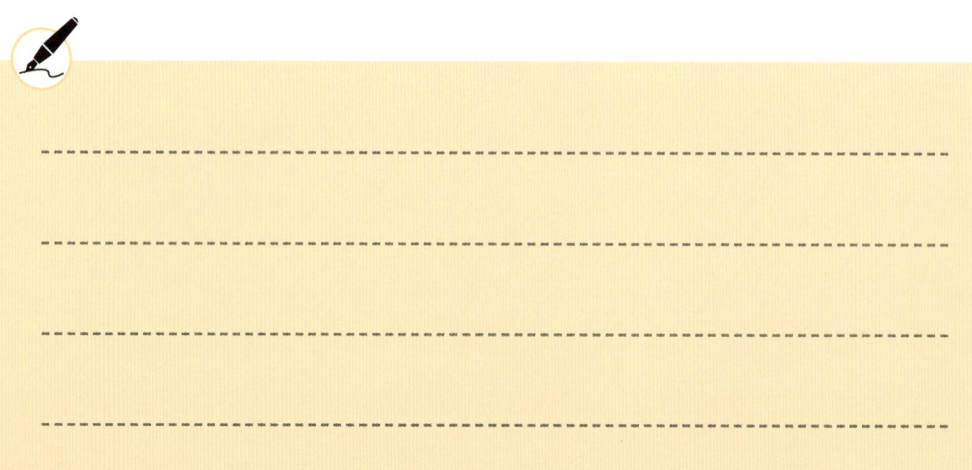

一、静脉炎的病因

（一）浅静脉炎的病因

1. 化学性刺激

静脉输液是最常见的可导致浅静脉炎的化学性刺激因素。

2. 机械性损伤

相关的医疗操作（如静脉穿刺、静脉置管等）、外伤、静脉曲张等可导致浅静脉炎。

3. 感染

血源性感染和局部感染可导致浅静脉炎。

（二）深静脉炎的病因

1. 浅静脉炎迁延不愈

浅静脉炎若未及时治疗，炎症蔓延至深静脉系统，可引发深静脉炎。

2. 血栓形成

深静脉血栓形成可导致深静脉炎的发生。

3. 血液感染

静脉被反复穿刺或置入导管，可能导致病原菌进入血液系统，造成感染，进而引发深静脉炎。

二、静脉炎的病理

（一）浅静脉炎的病理

浅静脉受到化学刺激、机械性损伤或被感染后，静脉内皮细胞受损，胶原纤维暴露，凝血系统和炎性反应系统被激活，释放组胺、5-羟色胺及前列腺素等，纤维蛋白原转化为纤维蛋白，静脉腔内出现血栓。

患者浅表静脉由于炎性反应可出现沿血管走行的发红现象，且静脉会逐渐变硬，触感似"麻绳"。

当人体的修复机能启动后，白细胞可清除病损组织和病原微生物。内皮细胞再生后，纤维组织逐渐替代受损的血管内膜。经过数周，患者的静脉结构和功能才能缓慢恢复。

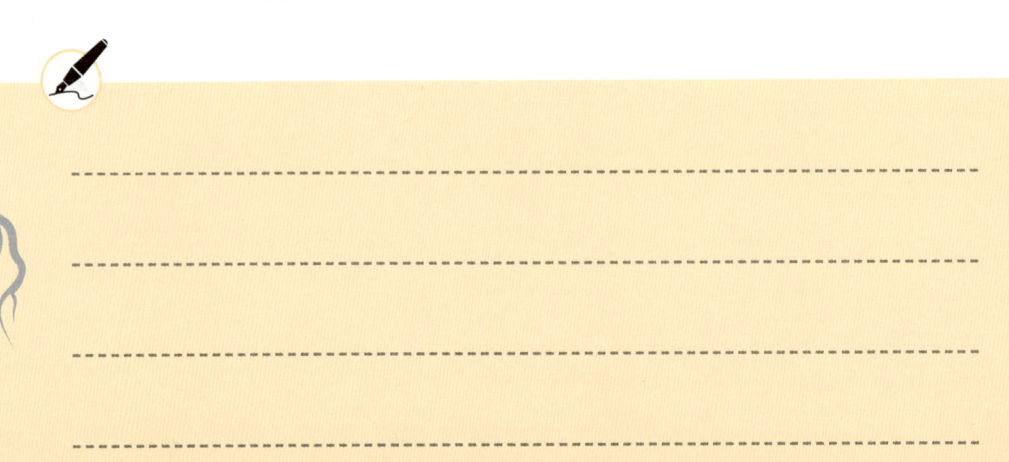

（二）深静脉炎的病理

深静脉炎的病理过程与浅静脉炎有所不同，深静脉炎大多是由于血栓形成而引发的。当深静脉内凝集血栓后，血栓作为异物会刺激血管壁而引起炎性反应。由于深静脉的管腔较大，且参与了人体的全身血液循环，因而炎症容易扩散到全身，引起全身的不良反应。

三、静脉炎的临床表现

（一）浅静脉炎的临床表现

疼痛是最常见的症状。

患者会感到病变部位疼痛，且各位点痛感不一；沿静脉走行的皮肤会出现发红、肿胀等情况；由于血栓形成，静脉会变硬，可导致出现条索状的硬结；患者的全身症状较轻，部分患者会出现低热、乏力等情况。

（二）深静脉炎的临床表现

压痛、肿胀、肢体皮肤温度升高。

当深静脉部位出现炎症，患者的疼痛程度可能比较重，压痛明显，活动

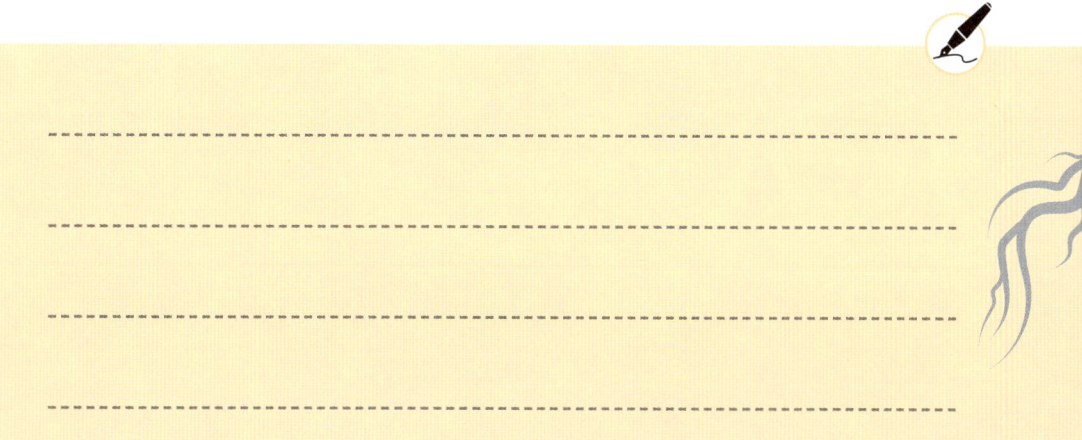

受限；此外，还会出现肢体的肿胀，肿胀可从踝关节开始，逐渐向上蔓延至小腿、大腿甚至整个下肢；由于炎性反应，患处的皮肤温度较周围正常组织的皮肤温度高。

除了局部症状外，患者还可能出现全身症状，如寒战、高热等。其中高热是深静脉炎比较典型的全身症状，并且在血清学检查时会出现白细胞计数增高。

四、静脉炎的治疗

（一）休息与抬高患肢

静脉炎的患者应当保证充足的休息，减少腿部肢体的活动，以避免炎性物质向身体其他部位扩散；抬高患肢20～30cm，有助于减轻肢体的肿胀。

（二）药物治疗

1. 抗凝药物

静脉炎需常规使用抗凝药物，如低分子肝素、华法林、利伐沙班等（详见第三章第五节中静脉血栓药物预防的内容）。

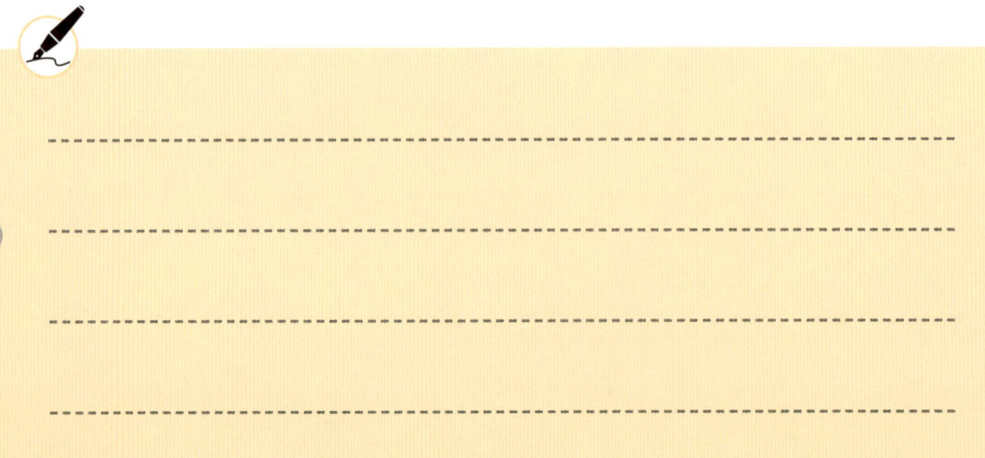

2. 抗炎药物

抗炎药物一般使用非甾体抗炎药,用以减轻患者的炎症并缓解疼痛。

3. 其他药物

患者可在医生指导下服用迈之灵、地奥司明等药物,该类药物可以起到镇静、消肿、止痛的作用,用以改善静脉功能。

(三)局部治疗

1. 热敷

对于浅静脉炎慢性期和恢复期的患者,热敷是一个既简单又有效的方法。建议用温毛巾或专用的热敷袋敷于患处,每次15~20min,每天3~4次。这样可以促进局部病灶的血液循环,缓解疼痛和肿胀。浅静脉急性期(发病48~72h)的患者禁热敷。

2. 湿敷

临床上最常采用的是硫酸镁湿敷。硫酸镁湿敷是一种经济、方便、实用的方法。协助患者取半卧位,用硫酸镁溶液浸湿纱布并敷于患处,每次15~20min,每天3~4次。硫酸镁可以帮助组织析出多余的水分,减轻肿胀,还具有一定的消炎作用。

3. 其他外敷药物

外敷还可以使用一些合成性药剂，如肝素钠。含黄酮类的药物、消炎止痛膏等对治疗静脉炎也有帮助，可以把药膏涂抹在患处，以改善局部血液循环，加速炎症清除。

（四）手术治疗

大多数情况下，静脉炎患者不需要手术。但如果静脉炎是因为较大的血栓引起的，患者症状严重且保守治疗效果不佳时，可考虑进行手术治疗。

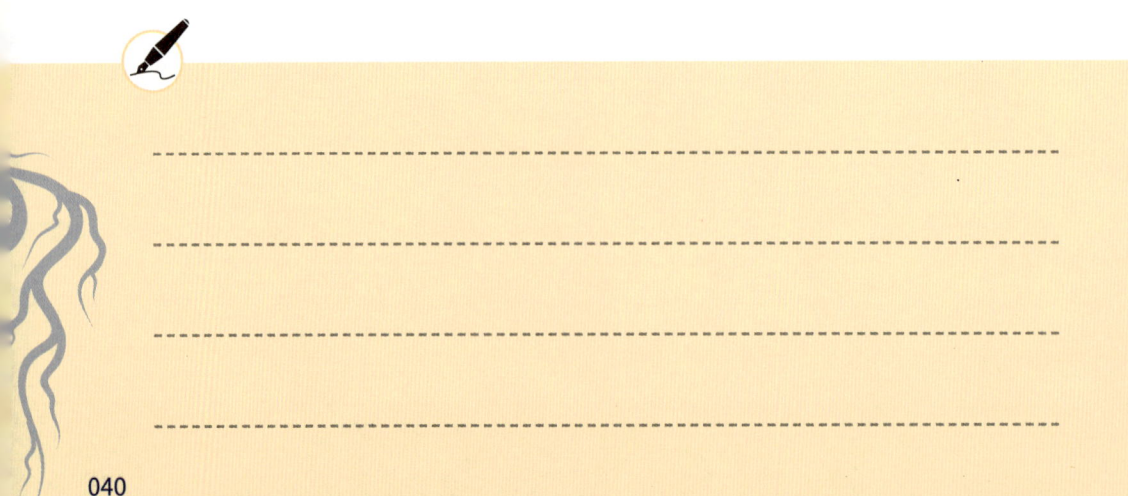

第五节

布-加综合征

布-加综合征是一种因肝静脉或其开口以上的下腔静脉阻塞,导致血液回流受阻,从而出现门静脉高压和(或)下腔静脉高压的疾病。

临床上,布-加综合征较少见,患者出现以门静脉高压和(或)下腔静脉高压为特征的临床表现,如肝、脾大,腹水,腹壁静脉血栓等。

一、病因

布-加综合征的病因比较复杂,主要致病因素为患者先天性血管发育异常、患者腹腔内肿物压迫及患者血栓形成。

(一)先天性血管发育异常

比较常见的情况为患者肝静脉或下腔静脉内存在先天性隔膜。在胚胎发育过程中,血管的正常结构形成出现问题,形成阻碍血流的隔膜。

（二）腹腔肿物压迫

腹腔肿瘤（如肝癌、肾癌等）、肿大的淋巴结或其他肿物可能压迫肝静脉或下腔静脉，影响血液正常回流。

（三）血栓形成

血液高凝状态是血栓形成的关键因素。如遗传性凝血因子异常、抗凝血酶Ⅲ缺乏，或某些疾病（如骨髓增殖性肿瘤）导致的血液高凝状态，都可能使肝静脉或下腔静脉内形成血栓，引起阻塞。

二、病理生理

肝静脉或下腔静脉阻塞后，肝脏血液回流不畅出现肝脏淤血，时间长了会引起肝细胞损伤、坏死，肝功能下降。门静脉血液无法顺利通过肝脏回流，导致门静脉高压。下腔静脉高压导致患者下肢静脉血回流受阻，血液瘀滞在下肢和腹部，从而引起肝、脾肿大。

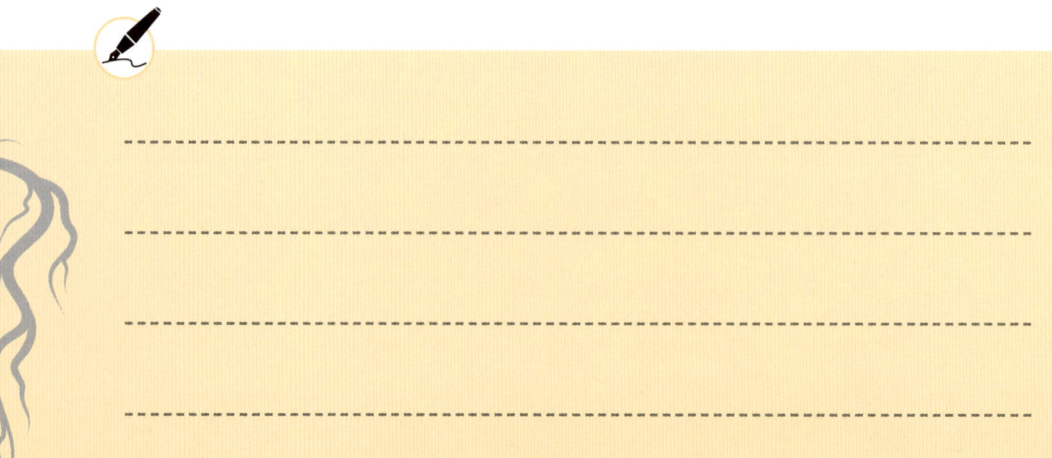

三、临床表现

（一）肝脏、脾脏受损

1. 肝、脾大

肝脏淤血使得肝脏体积增大，在肋下可触及肿大的肝脏。脾脏也因门静脉高压导致的淤血而肿大，患者可出现左上腹坠胀感。

2. 肝功能损害

血清胆红素水平升高，患者可能出现黄疸。白蛋白水平降低，凝血因子合成减少，导致凝血功能障碍，患者容易出现瘀斑、鼻出血等症状。

（二）腹水、水肿

1. 腹水

门静脉高压使腹腔内的静脉压力升高，血管内液体渗出到腹腔，形成腹水。患者腹部膨隆，感到腹胀。

2. 下肢水肿

下腔静脉回流受阻，下肢静脉压升高，血液中的液体成分渗出到组织间隙，引起下肢水肿，严重时可出现阴囊水肿（男性）或阴唇水肿（女性）。

（三）静脉曲张

机体为了代偿下腔静脉回流障碍，胸壁、腹壁静脉会扩张、迂曲，形成明显的静脉曲张，呈现"海蛇头"的外观。

（四）其他症状

1. 消化道出血

门静脉高压可导致食管-胃底静脉曲张，这些曲张的静脉破裂后会引起消化道出血。消化道出血是非常严重的并发症，患者表现为呕血、黑便。

2. 肝性脑病

在肝功能严重受损的情况下，患者可出现肝性脑病，表现为意识障碍、行为异常、扑翼样震颤等。

四、诊断

布-加综合征的诊断需要通过评估患者的临床表现、实验室检查及影像学检查来确定。

（一）评估临床表现

1. 肝脏相关症状

肝、脾肿大，腹水，肝功能损害（如血清胆红素升高、白蛋白降低等）是肝脏相关的主要症状。

2. 静脉系统症状

①胸、腹壁静脉曲张，尤其呈现以脐为中心向四周放射分布的静脉曲张。

②下肢水肿是下腔静脉回流受阻的重要提示。

3. 其他症状

（1）消化道出血

患者呕血、黑便，提示可能是门静脉高压引起的食管-胃底静脉曲张破裂。

（2）肝性脑病症状

如果患者出现意识障碍、行为异常等症状则提示肝功能严重受损。

（二）实验室检查

一般需要检测肝功能的相关指标，如血清转氨酶、胆红素、白蛋白等；凝血功能异常是布-加综合征的常见表现，对此病有诊断意义；进行血液肿瘤标志物检查，以排查患者是否有肿瘤导致的压迫情况。

（三）影像学检查

1. 超声检查

超声检查为该病的首选检查方式。超声可以观察到肝静脉、下腔静脉的管径和血流情况，以及肝脏、脾脏的大小和形态，能及时、有效地发现患者血管内是否有血栓或隔膜的形成。

2. 血管造影

血管造影是诊断布-加综合征的"金标准"。通过对患者股静脉和颈静脉进行穿刺，将造影剂注入患者的血管内，可以直接观察到肝静脉和下腔静脉的形态、血流情况及有无阻塞情况。

CT静脉造影（CTV）和磁共振静脉造影（MRV）能更有效、清晰地呈现患者的血管情况，包括患者血管阻塞的部位、阻塞的程度，以及是否与周围组织发生粘连、是否存在周围组织占位。

五、治疗

（一）内科治疗

1. 一般治疗

对于症状较轻或病情稳定的患者，首先需要卧床休息及调整饮食。卧床休息可以减少身体的能量消耗，减轻肝脏和下肢的负担。同时，要注意调整饮食，减少钠盐摄入，这样可以减轻水肿和腹水。

2. 药物治疗

（1）使用利尿剂

可使用利尿剂如呋塞米、螺内酯等来减轻腹水和下肢水肿。这些药物可以通过增加尿量，促进体内多余的水分排出。

（2）使用抗凝药物

对于由血栓引起的布–加综合征，或为了防止血栓进一步形成，可使用低分子肝素、华法林等抗凝药物。

（二）介入治疗

1. 球囊扩张血管成形术

主要适用于由隔膜或短段狭窄引起的布–加综合征，是常用的介入治疗方法之一。通过在病变血管内放置球囊，对狭窄或阻塞处进行扩张，恢复血管的通畅性。

2. 支架植入术

对于球囊扩张后血管再狭窄或难以单纯通过球囊扩张治疗的病变，可以考虑行支架植入术。将金属支架放置在病变血管内,起到支撑血管壁,保持血管通畅的作用。这种方法能够长期维持血管的开放状态,有效改善血液回流。

(三)手术治疗

1. 分流手术

门-腔静脉分流术是将门静脉系统的血液分流到下腔静脉系统,从而降低门静脉压力,减轻腹水和食管-胃底静脉曲张程度的手术方法。需要注意:因为部分血液未经肝脏解毒直接进入体循环,该手术可能会导致肝性脑病等并发症。

2. 根治手术

对于由肿瘤等外在压迫因素引起的布-加综合征,若符合手术指征,可直接切除压迫血管的肿物,从根本上解除血管阻塞。但该手术难度较大,需要考虑患者的全身状况和肿瘤的可切除性等因素。

第六节
胡桃夹综合征

胡桃夹综合征，又称左肾静脉受压综合征。左侧肾静脉位于腹主动脉和肠系膜上动脉这两条大血管之间，好比一条河流（左肾静脉）被两座大山（腹主动脉和肠系膜上动脉）夹在中间。当夹角变小时，左肾静脉就会受到挤压，就好比"胡桃夹子"夹住了左肾静脉。体型瘦长的人因自身脂肪较少，周围脏器对血管的支撑性相对薄弱，容易患病。

一、临床表现

左肾静脉在腹主动脉和肠系膜上动脉之间受到挤压，引起一系列症状。患者主要表现为血尿和（或）蛋白尿，也有一些患者会出现左侧腰、腹部疼痛，尤其是在运动后、久站后疼痛会比较明显。胡桃夹综合征好发于儿童和青少年，体型瘦长的人相对更容易患病。

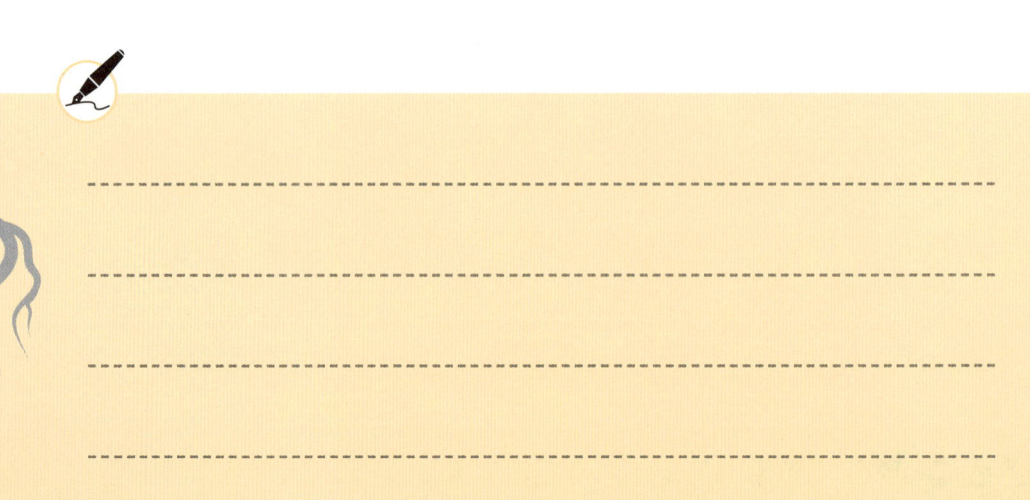

二、诊断

除了评估患者临床表现，还需要结合实验室检查、影像学检查等方法综合判断。

（一）实验室检查

1. 尿常规

可发现尿液中红细胞、蛋白质增多，尿红细胞形态为非肾小球源性，即尿中正常形态红细胞比例＞90%。

2. 尿钙排泄量

尿液中钙排泄量正常，即Ca/Cr（钙/肌酐）＜0.20。

3. 肾功能检查

血肌酐、尿素氮等指标一般正常，但部分患者可能因长期血尿、蛋白尿导致肾功能轻度受损。

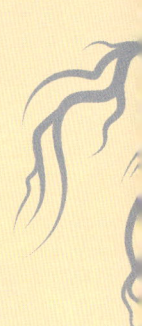

4. 凝血功能检查

了解患者的凝血功能，有助于评估病情及排除其他出血性疾病。

（二）影像学检查

1. 超声检查

超声检查为首选的检查方式，它具有经济、无创、方便等优点。通过超声检查，医生可以清楚观察腹主动脉、肠系膜上动脉和肾动脉的解剖关系，测量肠系膜上动脉与腹主动脉的夹角变化，以及左肾动脉的内径和血流速度。从患者直立位、仰卧位、左侧卧位、右侧卧位，都可以动态观察到左肾静脉的受压情况。

2. 血管造影

CT静脉造影（CTV）和磁共振静脉造影（MRV），可立体呈现左肾静脉受压的程度、部位及与周围组织的关系，也可以用于排除其他异常情况（如血管瘤、血管畸形等）。

肾静脉造影是胡桃夹综合征诊断的"金标准"，如果左肾静脉远端和下腔静脉的压力差＞0.49kPa，即可确诊。

3. 其他检查

（1）膀胱镜检查

患者出现肉眼血尿时，膀胱镜检查可以检查出左侧输尿管的出血。

（2）肾活检

肾活检可用于排除其他潜在病变。

三、治疗

胡桃夹综合征的治疗方法需要根据患者的症状、病情严重程度及患者的年龄来进行选择。

（一）保守治疗

对于大部分生长发育期的儿童和青少年患者，医生更推荐保守治疗。随着患儿身体的发育，摄入营养素产生脂肪后，腹主动脉和肠系膜上动脉的夹角处的组织结构会发生变化，或建立侧支循环，胡桃夹综合征可以得到缓解。

需要注意避免剧烈运动、避免久站；休息时尽量采取侧卧位，这样有助于减轻左肾动脉的压迫。定期到医院复查。

（二）手术治疗

当患者出现严重症状，如出现持续性肉眼血尿，严重腰、腹疼痛影响到日常生活，且经过一段时间的保守治疗没有任何改善，或出现了严重的肾功能损害、精索静脉曲张等男性不育的并发症时，可考虑手术治疗。

手术治疗的方式有：左肾静脉移植术、自体肾移植术、血管内支架置入术。

专家点拨

血管内支架置入术

血管内支架置入术是血管外科医生采用介入的方法，通过股静脉穿刺，在患者左肾静脉内放置静脉支架，撑开被压迫的血管，使血液能够流动畅通。该手术创伤相对较小，恢复比较快；但也可能发生如血管损伤、血管再狭窄、支架移位、血栓形成、支架感染或血管再通不良等并发症。

第七节

腔静脉综合征

腔静脉综合征包括上腔静脉综合征和下腔静脉综合征。

一、上腔静脉综合征

上腔静脉的主要功能是把上肢及头颈部的静脉血输送到心脏的主要血管。当肿瘤（如肺癌、淋巴癌等情况）或上腔静脉血栓形成对上腔静脉造成压迫时，患者会出现上腔静脉综合征。

（一）临床表现

患者会出现上肢、头面部、颈部的肿胀，有的仅是轻微肿胀，有的则较严重，还可出现皮肤发红、发紫的情况。此外，因静脉血液回流受阻，患者可能会感到头痛、头晕，甚至呼吸困难，特别是低头或平卧时症状更为严重。

少部分患者可出现呼吸困难、咳嗽、咳痰等症状；面部水肿后可影响到患者的视力及吞咽等功能；长时间的脑供血不足可能会对患者的神经系统造成损害。

（二）治疗

1. 体位

上腔静脉综合征的治疗可以采取头高脚低位的体位，有利于减轻头颈部和上肢的肿胀，促进静脉血液回流。床头可抬高30°～45°，形成一个有利于静脉血液回流的斜坡，利用重力的作用帮助血液回流到心脏。

2. 吸氧

对有呼吸困难的患者应持续给予氧气吸入，以改善缺氧的症状。

3. 抗凝

对有血栓形成的患者，可遵医嘱使用抗凝药物。注意在使用过程中监测患者的凝血指标，避免出血风险。

4. 手术

如果患者是肿瘤压迫引起的上腔静脉综合征，可以根据肿瘤的类型和情况进行放疗和化疗，待肿瘤的体积缩小后，再进行手术切除。

（1）旁路移植术

上腔静脉综合征手术治疗通常选择旁路移植术。它是用人工血管或自身的血管（如大隐静脉）搭建一个新的回流通路，绕过阻塞的上腔静脉，使血液能够正常回流。

（2）介入手术

上腔静脉综合征手术治疗还可采用介入手术，手术方式有血管内支架置入术及球囊血管成形术。血管内支架置入术是一种在狭窄或压迫的上腔静脉内放入支架，重新撑开被压迫的血管以恢复静脉通畅的手术方式；球囊血管成形术则是用球囊扩张狭窄的血管部分来改善血流状况，不过这种方式有可能引起患者发生血管再狭窄。有的患者需要联合使用球囊血管成形术和血管内支架置入术。

二、下腔静脉综合征

下腔静脉主要是收集下肢和腹部的静脉血液，使其回流到心脏。当患者长期卧床、血液处于高凝状态或下腔静脉受到腹部肿物压迫时，下腔静脉容易形成血栓，出现下腔静脉综合征。

（一）临床表现

患者会出现双侧肢体对称性肿胀，也有单侧先出现肿胀的情况。患处皮肤可能出现静脉曲张，看起来像一条条弯曲的"小蚯蚓"。长期的下肢肿胀会引发感染、皮肤破溃，若栓子脱落则可能导致肺栓塞危及生命。

此外，患者还可出现疼痛、腹痛、腹胀等腹部症状；极少数患者出现腹水、蛋白尿、血尿；男性出现精索静脉曲张，女性出现会阴部肿胀及盆腔静脉淤血。

（二）治疗

1. 一般治疗

患者需要适当的卧床休息，下肢抬高30°左右，以利于静脉血液回流，减轻下肢水肿；对于血栓形成的患者，合理使用抗凝药物非常关键，它可以有效避免血栓进一步扩散，促进血栓溶解。

2. 溶栓

对于急性期患者，我们一般采用置管溶栓的方法，如使用尿激酶等药物进行快速的溶栓。一般通过股静脉穿刺置入溶栓导管，并将溶栓药物输送到血栓的部位。需要注意的是，溶栓治疗具有一定的风险，术前需要对患者进行严格评估。

3. 手术

对于下腔静脉狭窄或受压的患者，可以考虑行血管支架植入术，从而改善血流状态，有效缓解下肢肿胀。

如果患者病情允许，也可以考虑直接切除血栓，不过该手术方式难度及风险较大。此外，还可以采取下腔静脉滤器置入术。现针对下腔静脉滤器置入术进行详细介绍。

为了预防下肢血栓脱落引发的严重并发症——肺栓塞，血管外科医生可以在下腔静脉内植入滤网。这种滤网就像一个内置的过滤装置，能够有效拦截可能脱落的血栓。临床上，下腔静脉滤网分为永久性和临时性两种，医生会根据患者的具体需求和病情，选择合适的滤网类型进行放置。不过，滤网植入后也可能出现一些并发症，如滤网移位或血栓形成等。

（1）适应证

①下肢深静脉血栓形成的患者。

②抗凝治疗有禁忌的深静脉血栓（DVT）患者，例如骨科手术及脑部手术患者，术前提前放置下腔静脉滤器。

③反复发作的肺栓塞患者。超声检查发现患者仍有活动性血栓，并判定仍有再次发生血栓风险者，可以放置下腔静脉滤器以降低其发生肺栓塞的风险。

（2）操作步骤

下腔静脉滤器置入术主要通过介入方法完成，以下是一般操作步骤。

①术前准备，主要包括全面评估、局部皮肤准备和局部麻醉。

首先，要对患者进行全面评估，包括病史、身体状况、凝血功能、血常规等实验室检查。通过超声、CT静脉造影（CTV）或磁共振静脉造影

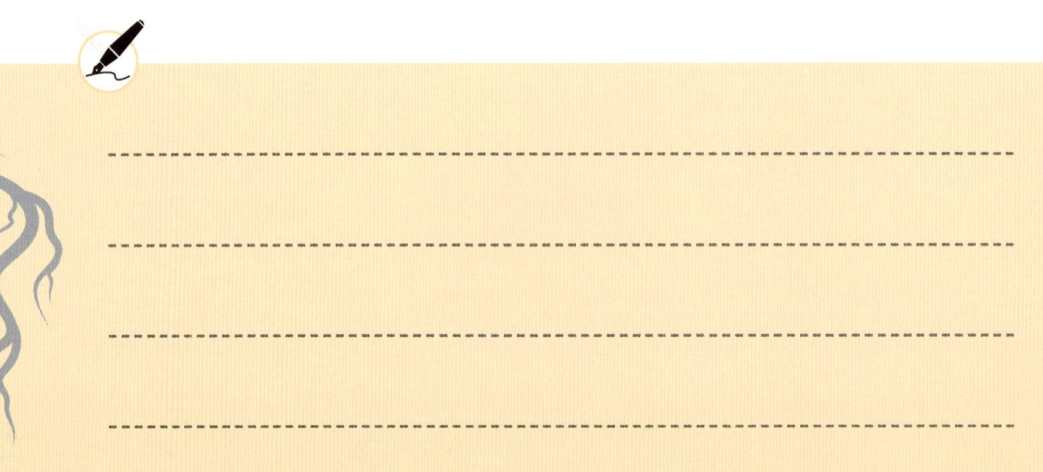

（MRV）等检查，确定下腔静脉的直径、形态、有无血栓及血栓的位置等信息。

其次，要对患者进行局部皮肤准备，一般是对穿刺部位（常为腹股沟区）的皮肤进行清洁及备皮。

最后，给予患者适当的镇静和局部麻醉。

②手术操作，包括穿刺血管、放置输送鞘、置入滤器。

穿刺血管：在超声或X线引导下，最常用的方式是经股静脉穿刺，这就像是在腹股沟区找到静脉的"入口"。在穿刺针进入股静脉后，通过穿刺针放入导丝，沿着血管慢慢推进导丝，就像在血管里铺设一条"轨道"。

放置输送鞘：沿着导丝放入输送鞘。输送鞘可以理解为一个"保护通道"，方便后续器械进入血管。

置入滤器：通过输送鞘将下腔静脉滤器推送至下腔静脉合适的位置，通常是在肾静脉开口以下。这个位置很关键，因为要保证既能有效拦截从下肢回流的血栓，又不会影响肾脏的静脉回流。在X线透视下，调整滤器的位置，确保其准确放置并完全展开，就像在血管里撑开小小的"保护伞"。

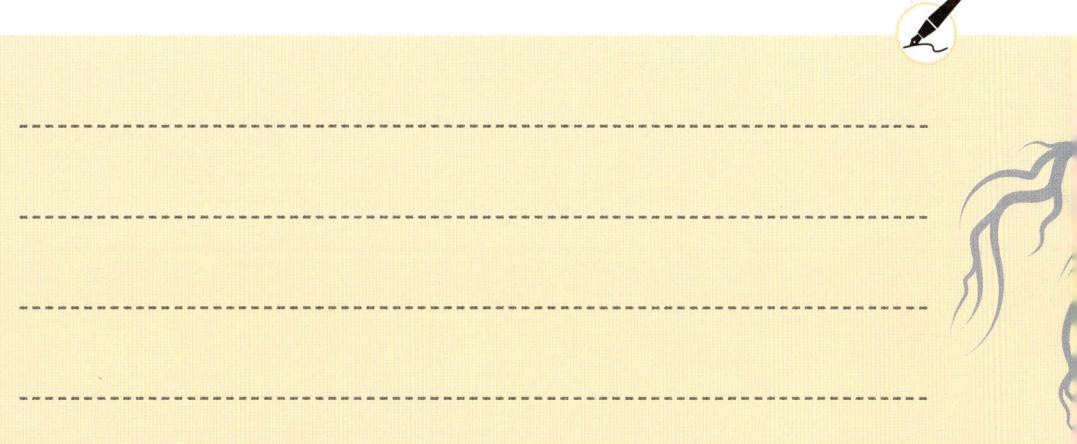

专家点拨

慢性静脉疾病（CVD）

慢性静脉疾病（CVD），是一种人类直立行走而逐渐形成的特殊疾病，其具有持续性、渐进性和长期性的特点，主要影响下肢。患者多表现为直立活动后下肢的肿胀及沉重感，可见静脉曲张、色素沉着，甚至静脉溃疡。CVD的易感人群和DVT（深静脉血栓）的易感人群相似。CVD的治疗包括药物治疗、压力治疗（如穿着弹力袜和气压治疗）、下肢肌泵功能训练，以及以外科治疗为主的综合性治疗。

慢性静脉疾病管理的现状

我国处于人口老龄化的进程，而医疗资源及专业人才分布不均，基层医院服务的能力有限，全科医生及社区医生的专业水平不足，难以提供全面、精准的慢性静脉疾病管理服务。且在各大医疗机构之间，患者的病历资料尚未实现共享，某种程度上增加了患者的经济负担，浪费了大量的医疗资源。多种因素影响下，普通老百姓对了解慢性静脉疾病知识的需求增加，渴望得到系统、全面、有效的诊疗及管理服务。

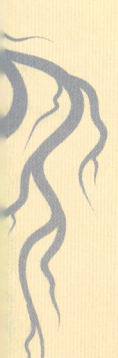

慢性静脉疾病管理的未来

远程医疗：通过远程医疗和智能穿戴设备，医生可以远程获取实时数据并进行分析，及时调整患者的治疗方案。

精准医疗：随着精准医疗的发展，个性化医疗将成为慢性静脉疾病管理的重要方向。医生可以通过患者的疾病进程进行精准的方案制订，提高防治效果，减少并发症。

患者自我管理：患者主动参与健康管理，包括饮食、运动、用药等方面的管理。患者可以通过各类相关的软件平台及移动数据进行疾病知识的获取。

分级诊疗制度：通过加强医疗机构与公共卫生机构的合作，实现"医防融合"，开展慢性静脉疾病的预防、筛查、诊断、治疗和康复工作。

社会支持：通过加大对慢性静脉疾病的预防和控制的宣传及医疗投入，让人们更加重视疾病预防，从而节约医疗费用，提高人们的生活质量，从根本上为慢性静脉疾病的防治和控制创造良好的外部环境。

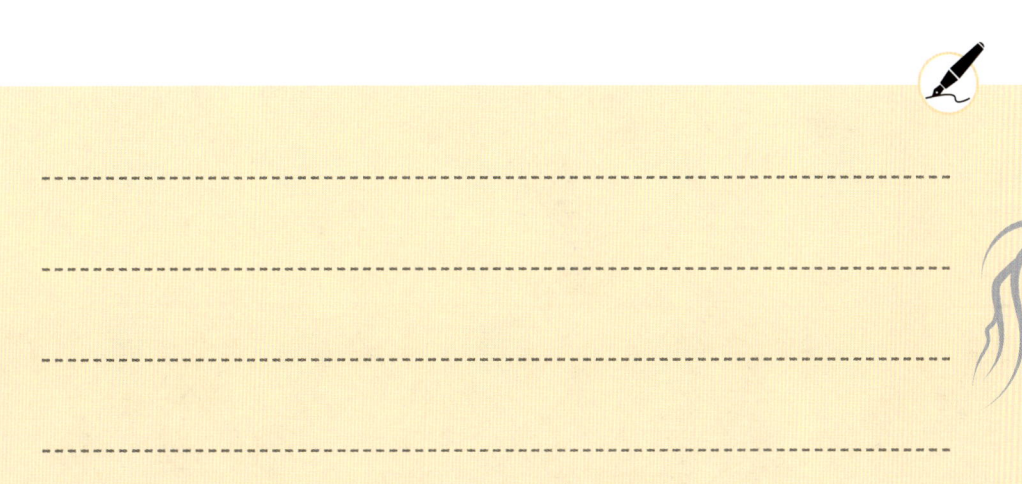

CHAPTER 2

第二章

静脉导管知识

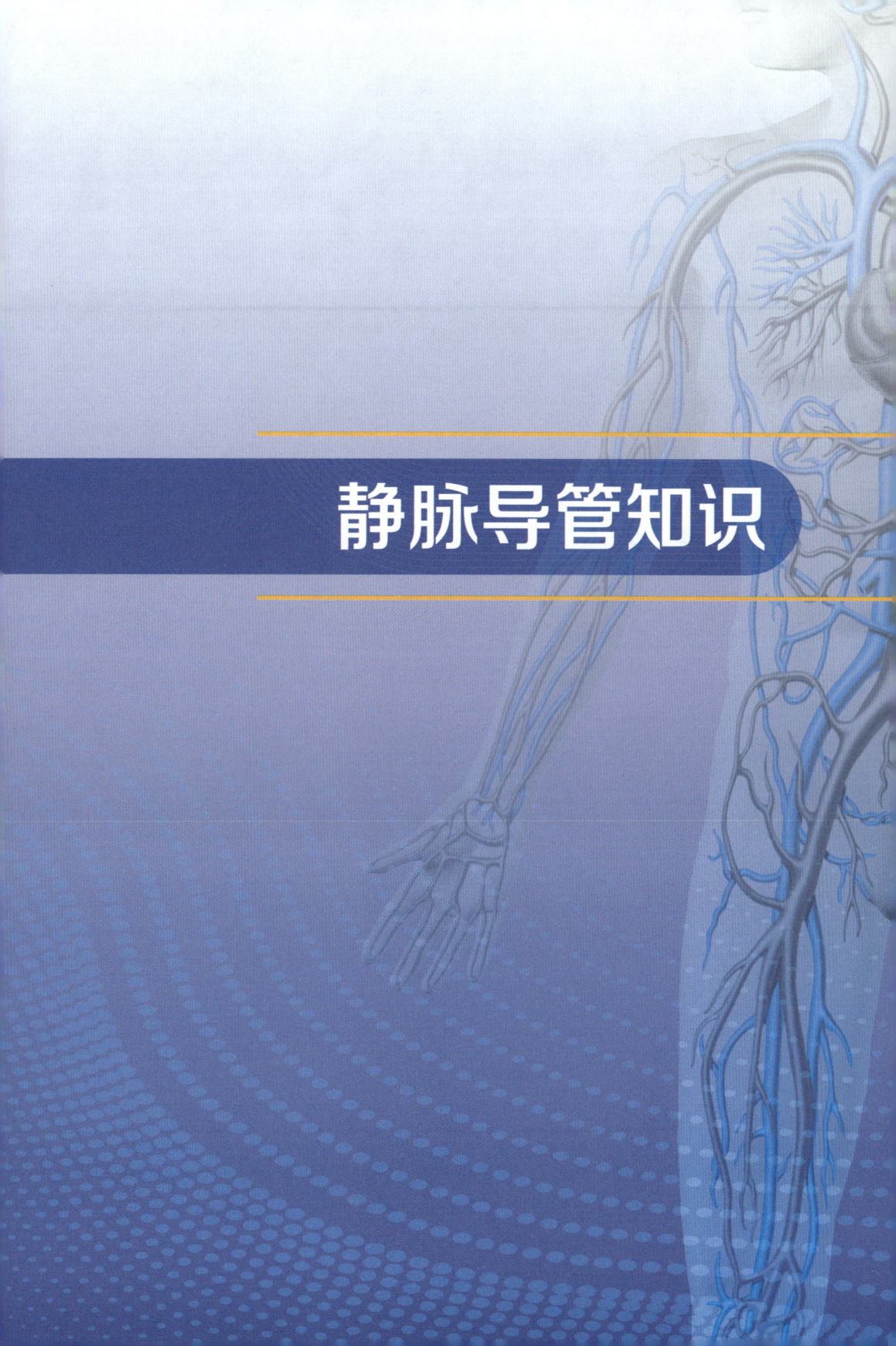

第一节
静脉导管概述

静脉导管分为深静脉导管和浅静脉导管两类。临床上常见的输液工具有一次性钢针、浅静脉留置针、中心静脉导管（CVC）、经外周静脉置入中心静脉导管（PICC）、植入式静脉输液港（PORT）。一次性钢针、浅静脉留置针、中长线导管属于浅静脉导管，中心静脉导管和输液港属于深静脉导管。

美国输液协会（INS）标准规定："护理人员在满足患者治疗需要的前提下，应尽可能选择最细、长度最短的静脉导管，并且要考虑到患者年龄、局部静脉条件、输液目的及种类、治疗的时间和患者活动的需要。"

一、一次性钢针

一次性钢针即"头皮针"，它适用于输注量少、刺激性弱的药物（输注时间≤4h），也用于进行一次性穿刺采血检查。

二、浅静脉留置针

浅静脉留置针是一种方便、快捷的浅静脉输液工具，它由针芯、柔软的外套管及塑料针座组成。穿刺时，操作者可将外套管和针芯同时穿刺置入血管内；当套管到达血管后，缓慢退出针芯，将柔软的外套管留置在血管中，以方便患者输液。

浅静脉留置针适用于输液时间长、输液量较大的患者；输注全血制品的患者；需要做糖耐量试验及连续多次采集血液标本的患者。

三、中心静脉导管（CVC）

中心静脉导管（CVC）是一种医用导管，它一般由穿刺针、导丝、导管等部分组成。导管有单腔、双腔、三腔等多种类型，不同腔数可以同时进行多种药物输注或其他操作。材质通常是医用级的聚氨酯或硅胶，这些材料生物相容性较好，对血管刺激性小，能在体内留置较长时间。

CVC主要放置在中心静脉，常见的穿刺部位有颈内静脉、锁骨下静脉和股静脉。通过这些大静脉，CVC可以直接到达上腔静脉或下腔静脉附近。

CVC适用于需要快速补充血容量的大量失液者，如因大面积烧伤而严重脱水的患者、中重度休克的患者等。此外，CVC也适用于输注肠外营养液及刺激性较强的药物（如化疗药物）。

四、经外周静脉置入中心静脉导管（PICC）

经外周静脉置入中心静脉导管（PICC）是由外周静脉（肘正中静脉、头静脉、贵要静脉等）穿刺，置入中心静脉导管至上腔静脉或锁骨下静脉的导管。

PICC适用于长期静脉输液、反复输血、周围血管情况不佳、肿瘤化疗、急危重症、血液净化患者的辅助治疗。

PICC的感染发生率低于CVC。而需要关注的是，PICC的广泛应用也易导致输液导管相关静脉血栓（catheter-related thrombosis, CRT）形成，CRT是静脉血栓栓塞症的一种特殊类型。

五、植入式静脉输液港（PORT）

植入式静脉输液港（PORT）是一种完全植入患者体内的闭合静脉输液系统，以减轻药物对血管的刺激。它由置入锁骨下静脉的导管和注射座（港体）两部分组成。其中，注射座埋藏在患者上胸部的皮下，一面连接输液针，一面连接插入锁骨下静脉的导管，形成长期血管通道，发挥类似"港口"的作用。

PORT适用于需长期或重复静脉输注药物的患者，可用于输注胃肠外营养液、化疗药物，以及输血或采集标本。

需要注意，有菌血症或败血症的患者、对输液港材料过敏者、有严重阻塞性肺疾病的患者不宜植入输液港。

六、导管留置注意事项

①规范化操作，减少反复穿刺。

②根据患者的血管条件，选择适宜的导管。如果患者血管条件差，应选择支撑力强、组织相容性较好的导管，以减少对血管内膜的刺激。

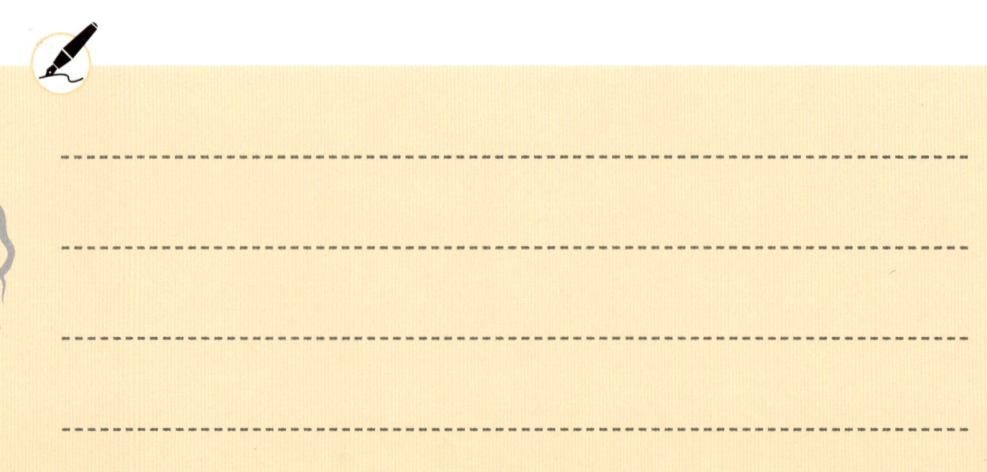

③高凝患者规范化抗凝治疗期间,应及时监测抗凝情况。对存在高风险的患者,在血管外科医生的指导下使用小剂量抗凝药物。

④适当活动肢体,避免压迫置管侧肢体。

⑤定期维护导管,及时检查导管的通畅性。

第二节
一次性钢针

在日常医疗活动中,我们较常采用的静脉输液方式是一次性钢针输液。一次性钢针适用于输液时间较短(输注时间≤4h),输注刺激性较小的药物。一次性钢针在输液完毕后即拔除,不影响患者的正常生活,是门诊输液普遍选择的方式。

采取这类输液方式的患者大多需要短时间内输入抗生素,或需要补充维生素、电解质,以及采集少量静脉血用于检查(如血常规、血糖、肝肾功能的检查)。

儿科输液的护士也通常会选用一次性钢针。因为患儿的头皮相对较薄,头皮的静脉浅且常与动脉伴行,管径较小的一次性钢针就可以满足婴幼儿对静脉输液的需要。

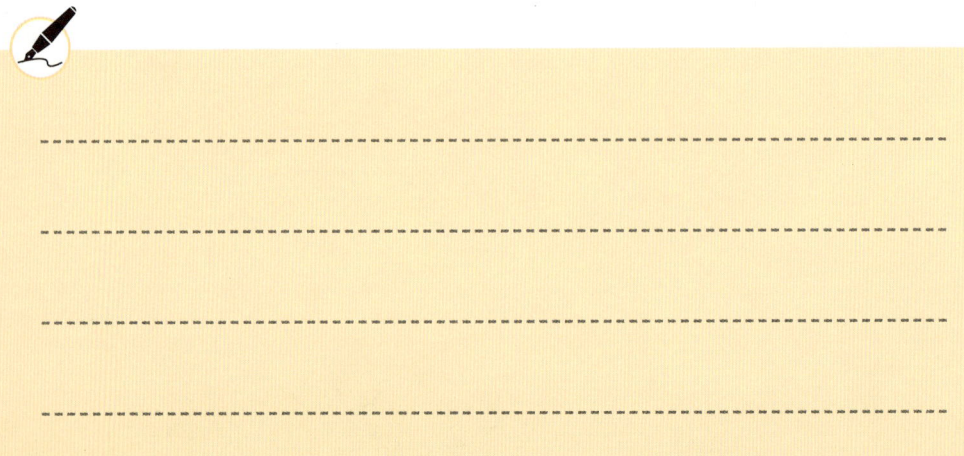

一、操作重点

（一）血管的选择

1. 适宜的血管

护士在使用一次性钢针穿刺时，应尽量选择患者前臂或手背上粗直的血管进行穿刺，这些血管的血流速度相对较快，血管管腔较大，有利于穿刺及输液，降低输液导管相关静脉血栓的发生率。

2. 适宜的穿刺部位

选择的穿刺部位及其周围应避免有伤口、炎症、瘢痕、硬结等。此外，关节活动部位血管易滑动，皮肤相对较松，可能导致护士穿刺失败，或在整个输液过程中令患者行动不便，甚至引发浅静脉炎。

3. 避开膨大的静脉段

有些患者的关节周围存在血管膨大或隆起的情况，此处也应避免穿刺。因为此处血管薄弱，进行穿刺后易发生针头移位或液体渗漏，且此处血流缓慢，容易使药物滞留而刺激血管。

（二）无菌技术

护士在输液操作中应严格执行无菌技术。在为患者扎止血带后，穿刺点消毒范围应大于5cm，消毒时间为15s，穿刺部位皮肤待干后迅速完成穿刺，以减少患者穿刺痛苦。此外，护士应熟练掌握穿刺技巧，避免反复穿刺。反复穿刺可能会引起血小板聚集，针头反复刺激血管壁也可诱发浅静脉炎，甚至造成穿刺部位静脉血栓的发生。

（三）观察

输液过程中，应注意观察患者输液前后的局部和全身的反应。

1. 观察局部反应

观察患者穿刺部位局部有无红、肿、热、痛。

如果患者沿血管走形的皮肤出现条索状发红，则应关注患者是否输注了扩张血管的药物（如前列地尔等）。如果排除药物因素后患者仍有上述症状，应高度警惕浅静脉炎，如输入高渗性药物（高渗性药物是指渗透压高于人体血浆渗透压的药物）引起的浅静脉炎。

常见的高渗性药物有：甘露醇（常用于脱水，降低颅内压）；高渗葡萄糖（如50%葡萄糖溶液）；浓氯化钠（用于纠正低钠血症）。高渗性药物输注时容易引起患者的血管内皮损伤，一旦发现有药液外渗的情况，应及时处理，可采用马铃薯贴敷、消炎止痛膏和复方黄柏液涂擦等方法处理。

2. 观察全身反应

主要观察患者有无过敏反应、发热反应、循环负荷过重（急性心衰）、电解质紊乱等不良反应。

二、注意事项

（一）穿刺前注意事项

护士穿刺前应告知患者及家属输液的目的、使用的药物性质及输液过程中的注意事项，避免患者处于焦虑紧张的情绪。紧张会导致肌肉收缩，血管痉挛，增加穿刺难度。此外，护士应嘱咐患者保持穿刺侧手臂的稳定，避免突然抬手臂。输注过程中患者如有任何不适，应立即求助医务人员。

（二）穿刺后注意事项

输液完毕，患者及家属不可自行拔针。护士拔针后，嘱患者对穿刺点进行持续按压止血，一般需按压3~5min，注意避免揉搓或按压用力过大，以防皮下水肿及血肿。

患者应注意观察穿刺部位有无渗血、渗液、肿胀、疼痛加剧等异常情况。如果出现这些情况，要及时告知医护人员。患者穿刺后的肢体不应过度用力或剧烈活动，以防穿刺点再次出血。

对于婴幼儿，为减少腕关节活动影响输液，可使用小夹板固定穿刺侧肢体。

（三）儿童输液注意事项

1. 输液量

儿童的输液量需要根据其年龄及体重（kg）进行准确评估，儿童输液量过大可能导致肺水肿等并发症。

2. 输液速度

儿童输液的速度需要考虑患儿的体重、年龄及输注药物的性质等因素，

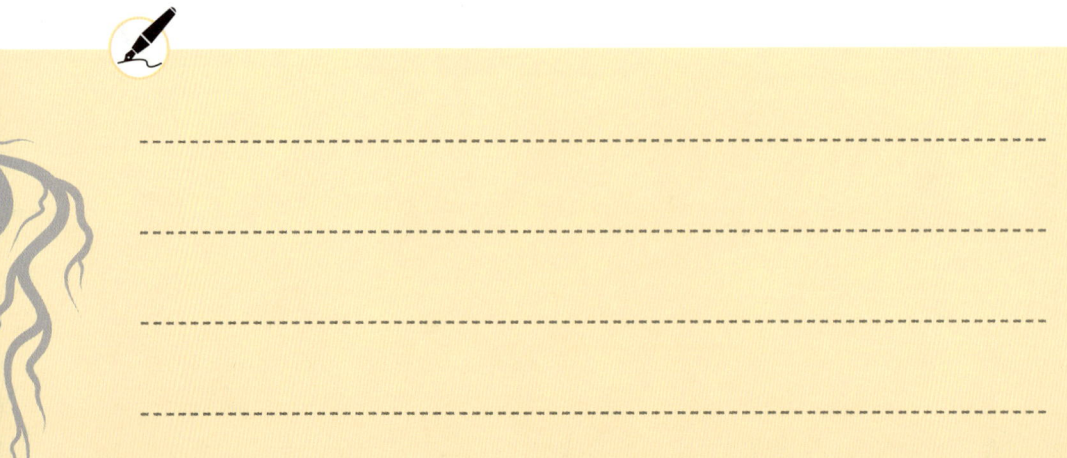

原则上需要缓慢滴注。新生儿和早产儿的输液速度通常控制在4~6gtt/min（滴/分钟）；婴幼儿（1月龄至3岁）的输液速度一般为10~20gtt/min；儿童（3岁以上）的输液速度可适当增加，一般为20~40gtt/min。

3. 输液不良反应

儿童静脉输液可能的不良反应包括发热、循环过量、静脉炎及空气栓塞等，不良影响可累及相应的脏器、皮肤及其附件，主要是影响呼吸系统。这是因为儿童的心肺功能和肾功能还未发育成熟，过快输液可能会引起心力衰竭和水肿。

专家点拨

> 如果患者发生严重脱水、休克等紧急情况，需要快速补液扩容，输液速度会加快；如果患者输入的是高渗溶液、含钾溶液等刺激性较强或容易引起循环负荷过重的液体，输液速度则要放慢。

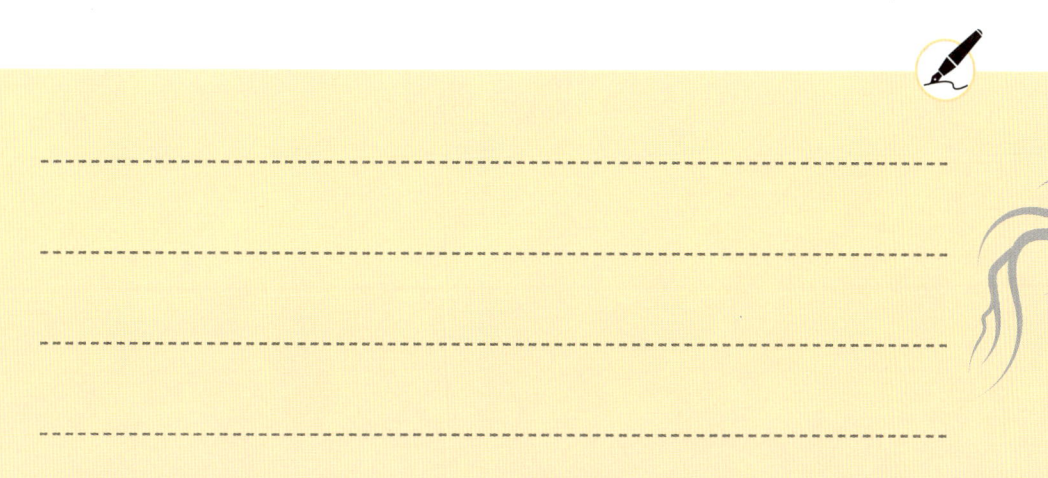

第三节

浅静脉留置针

浅静脉留置针适用于输液治疗在3天以上的患者。根据《静脉治疗护理技术操作标准》，浅静脉留置的时间为72～96h。护士应在正常留置时间内拔除静脉留置针，避免留置针的相关并发症发生。

浅静脉留置针主要由针芯、外套管、肝素帽和无针接头等部分组成。针芯用于穿刺血管，外套管在穿刺成功后留在静脉内作为输液的通道，肝素帽和连接头作为连接装置置于体外。

一、浅静脉留置针的特点

（一）减少穿刺次数

对于需要长期输液的患者、慢性病患者及危重症患者，浅静脉留置针避免患者遭受反复穿刺血管带来的痛苦。

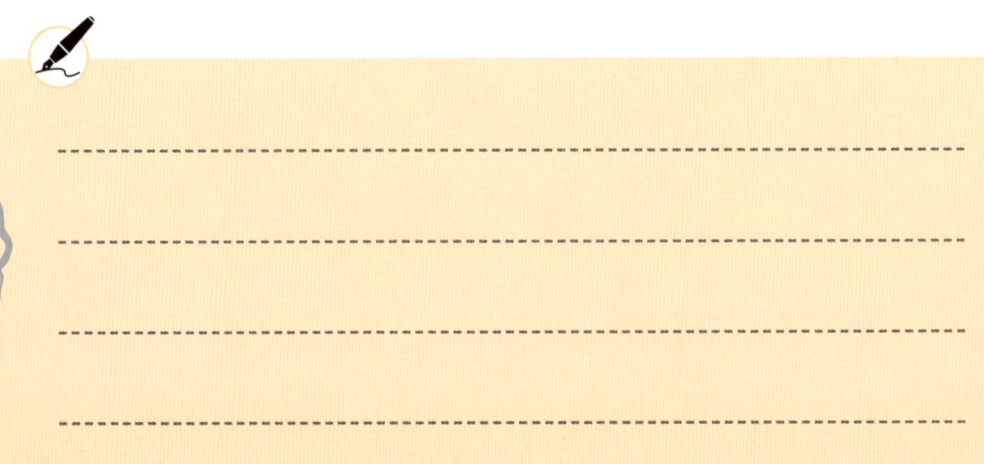

（二）输液更安全

这种输液方式减少了血管壁的损伤，降低了导管相关性血栓发生的风险。此外，留置针不易移位或脱出，对于活泼好动的儿童、生活不能自理的老年人及意识障碍患者，这种输液方式能保证输液治疗的顺利进行。

（三）方便给药

浅静脉留置针提供了方便的给药途径，医护人员可以随时通过留置针的输液连接装置输血、泵入药物等，为急诊患者的抢救提供了便利。

二、浅静脉留置针可能导致的并发症

浅静脉留置针导致的并发症有穿刺点渗血、管路内回血/堵塞、浅静脉炎。

（一）穿刺点渗血

先仔细观察穿刺点渗血情况，再评估无菌贴膜情况。若浅静脉留置针可继续使用，那么可以在严格无菌操作的前提下更换无菌贴膜。如患者的浅静脉留置针无法继续使用，则应立即拔除浅静脉留置针。

（二）管路内回血/堵塞

浅静脉留置针的外套管留置在患者血管内，在患者肢体活动、输液结束后封管压力变化等情况下，血液可能会反流进留置针管道。如果患者或家属发现浅静脉留置针回血较多，或者形成固定的血凝块，应立即通知护士。较大的血凝块可能导致浅静脉留置针堵塞，影响输液治疗，甚至引发感染。

患者输液结束后，一般采用脉冲式正压冲管法，该方法可有效预防静脉留置针堵管。首先，选用10mL预充式正压封管液正压封管，在封管结束前预留0.5mL封管液，边注射药液边退针，使封管液充盈管路，维持管路正压状态，以此避免发生血液回流。最后，在近心端关闭留置针的夹子，用胶布贴固定留置针。脉冲式冲管的优点在于以"一推一停"的脉冲式冲管所形成的湍流封管，有利于清除附着于导管管腔内的固体沉淀物（如纤维蛋白、细菌、药物沉淀等）。

（三）浅静脉炎

浅静脉炎主要是由化学性和感染性因素引起，与患者的年龄、身体情况、血管情况及输注药物种类、药物浓度、药物刺激性等因素有关。在输入较强刺激的药物时，护士应遵医嘱进行药物稀释，并按照各个药物的性质，严格控制输液的速度，避免发生浅静脉炎。

三、浅静脉留置针留置的注意事项

（一）血管的选择

1. 前臂血管

护士应选择合适的血管进行穿刺，遵循从远至近的穿刺原则。一般选用粗、直、弹性好、血流量大的前臂血管进行穿刺，尽量避开关节活动处（如腕关节、肘关节、膝关节、踝关节等），避开有血管瘤及静脉瓣的血管。前臂因活动度较小，且血管浅表、走势直、不易滑动，为穿刺的最佳选择。对于小儿或躁动不安的患者，可使用一些辅助工具固定（如弹力绷带等），妥善固定留置针。

前臂穿刺区域中，上肢浅静脉最为常用。上肢浅静脉多位于皮下浅筋膜内，不与动脉伴行，易于穿刺和固定。其中，前臂头静脉起自手背静脉网的桡侧，沿前臂桡侧上行，其管径较粗，位置相对固定，可作为首选穿刺点。

2. 下肢血管

下肢浅静脉留置针穿刺常选择足背静脉和大隐静脉。足背静脉位置表浅，较容易固定和穿刺。大隐静脉是人体最长的浅静脉，在下肢内侧，从足背内侧缘起，向上至腹股沟韧带下方进入股静脉，其管径较粗，血流相对丰富，能为输液提供较好的条件。需要注意，下肢静脉血流相对缓慢，发生血栓和静脉炎的风险比上肢静脉稍高。在实际工作中，上肢血管为浅静脉留置针穿刺的优先选择部位。

（二）无菌贴膜的使用

无菌贴膜是浅静脉留置针的"保护伞"，既可以隔离细菌、病菌，防止外界微生物污染穿刺部位，降低感染风险，又可以保护患者的浅静脉留置针位置固定，降低意外拔管和导管移位的风险。

无菌贴膜透光性良好，医护人员和患者可以直接透过敷贴观察穿刺部位的情况，观察有无渗血、渗液、红肿等异常状况。

无菌贴膜的通透性佳，它可以使皮肤"正常呼吸"，排出少量水汽，保持穿刺部位皮肤干燥，减少皮肤汗渍侵袭静脉导管周围皮肤。

（三）浅静脉留置针型号的选择

护士根据患者的血管直径选择合适的静脉留置针。儿童一般选择24G，该型号管径最小，可减少穿刺损伤；成人一般选择18～22G，大手术及抢救时可选择16G。

（四）浅静脉留置针的维护

1. 避免提重物

穿刺后护士应嘱患者勿用前臂提拉重物，避免留置针移位、脱出。在日常生活中，患者应多选用健侧肢体活动。

2. 妥善固定

此外，医务人员在"U"形固定静脉留置针时，也可以采用医用的留置针固定套。儿童可以采用8～10cm宽度的弹力绷带及小夹板进行固定。

3. 无菌操作

严格执行无菌技术操作，以穿刺点为中心，消毒范围直径大于5cm，进行两遍消毒并待自然晾干后再进行穿刺。

4. 及时更换敷贴

静脉留置针的固定一般采用透明敷贴。穿刺点处渗血、渗液较多时，应及时更换透明敷贴，并保证敷贴区域干燥，避免感染和非计划性拔管的发生。

5. 不良反应处理

观察穿刺部位有无渗血、渗液、皮肤有无红肿等情况。若患者局部出现红肿、疼痛及条索状改变，可以先告知医生，进行床旁超声检查，排除患者发生血管内血栓形成的可能性，然后再进行处理。若超声排除血栓形成的可能，则考虑发生了浅静脉留置针堵管。留置针内可能存在血液凝固或药物沉淀，应及时拔除导管，以免发生感染。

浅静脉炎的患者需用50%的硫酸镁进行湿热敷，每天2~3次，每次20~25min。患肢肿胀者可增加休息时间，卧床静养，并用软枕头垫高患肢

（高于心脏水平20～30cm），以缓解静脉压力，促进静脉血液回流。

重新输注药物前应先确认留置针的通畅性。可抽吸0.9%氯化钠溶液（生理盐水）或稀肝素对管路进行冲洗，如发现管路内有血凝块时，不可将血凝块推入血管内，以免引发血栓。在输注刺激性药物时，应严密观察患者穿刺点周围的皮肤是否发生渗血、渗液，以及红、肿、热、痛等异常情况。

专家点拨

自制浅静脉留置针保护套

患者可选择一只清洁的弹力较好的丝袜，用剪刀裁剪丝袜足趾端，截取丝袜筒10～15cm，套于浅静脉留置针处。可将留置针的针头、针柄、肝素帽及连接导管处妥善固定在丝袜内。丝袜保护套的优点在于方便观察，松紧度适宜，舒适感极佳。

输液时，患者需将丝袜反向折叠7cm，露出肝素帽及连接导管，方便进行输液治疗。

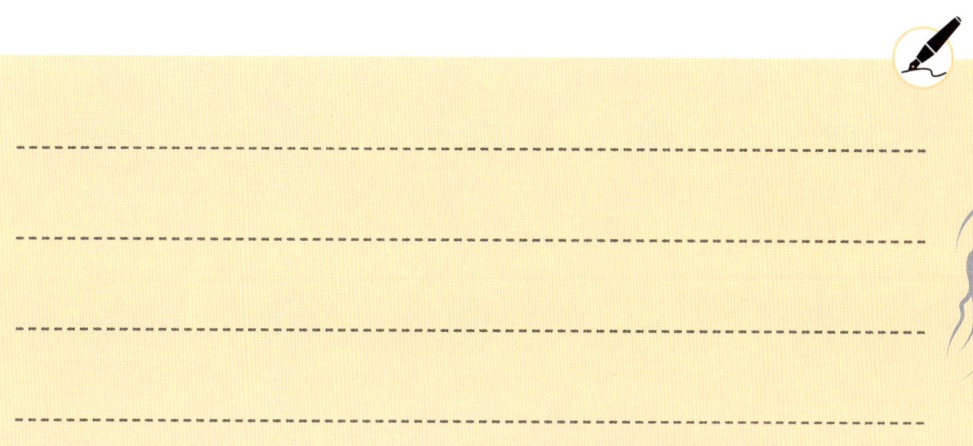

第四节

中心静脉导管（CVC）

中心静脉导管（CVC）是急诊科、手术室及呼吸重症医学科常用的置管方式。CVC还可用于血液透析、胃肠外营养支持等治疗，是重症监护、大手术及某些特殊治疗的重要医疗工具。CVC可以输注刺激性（高渗）药物及进行大量补液，可监测患者的中心静脉压，及时评估患者血容量、心功能等。

一、CVC的置管位置

中心静脉导管穿刺是指在颈内静脉、锁骨下静脉或股静脉等通路穿刺插入深静脉导管至上腔静脉的置管方式。该导管插入部位较深，以锁骨下静脉为例，一般需要插入15～20cm的导管，因此置管后极易引发血栓（包括导管内血栓、导管外附壁血栓、条索状血栓等），严重者可以导致肺栓塞及中心静脉拔管综合征。因而，医护人员要警惕深静脉导管并发导管相关性血栓。

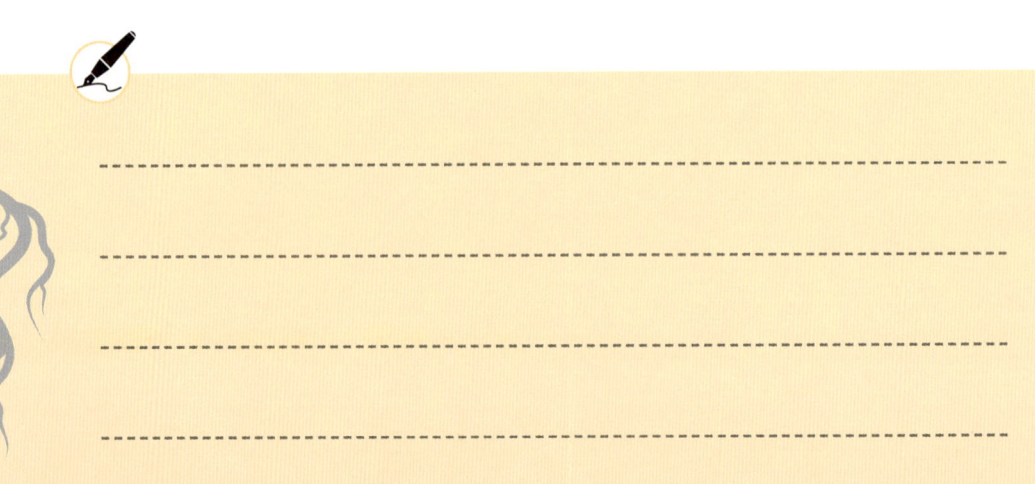

研究表明，中心静脉导管发生相关性血栓率由高至低分别为颈内静脉、锁骨下静脉、上腔静脉，这是由导管所处血管管径及解剖学造成的血流方向差异决定的。此外，导管外部的机械性压力外伤导致患者重创，也可能会诱发导管内血栓形成。在穿刺过程当中，术者的操作不当也可引发导管相关性血栓。

二、CVC的操作重点

（一）穿刺前评估

术前医务人员需全面评估患者的身体状况，包括患者的心功能、凝血功能及患者的血管条件。存在凝血功能障碍的患者，应及时请血管外科医生会诊，以免在穿刺后出现严重的出血情况。穿刺时尽量选择颈内静脉，颈内静脉的位置相对浅表血管较粗，与周围组织结构的关系比较清晰，穿刺成功率较高。锁骨下静脉穿刺则方便固定和护理。股静脉的穿刺相对简单，但因其靠近会阴部，患者感染的风险较高。

（二）穿刺过程

选择好穿刺部位以后，与患者进行沟通，取得患者的理解，避免在穿刺过程当中患者突然移动肢体造成危险。以颈内静脉穿刺为例，患者通常取仰卧位，头低脚高，使颈静脉充盈。医生通过触摸的方式确定好颈静脉的位置，严格进行无菌消毒、铺巾，进行局部浸润麻醉。在超声引导下，以胸锁乳突肌、胸骨头、锁骨头及锁骨形成的三角区域定点位置进行穿刺；穿刺成功后，再沿穿刺处放入导丝，退出引导针，将中心静脉导管插入到适合的深度后，拔出导丝；用缝线进行皮肤外固定后，再用透明敷贴固定导管，以防导管移位或滑脱。

（三）穿刺后注意事项

穿刺结束后应再次检查导管的通畅性，以确保患者输注药物时的安全。有条件的情况下，可行床旁X线摄片及超声检查来确保深静脉导管在正常位置。此外，还需要观察穿刺点周围是否有渗血、渗液，以及红、肿、热、痛等异常情况，如发生异常情况，应及时更换透明敷贴，以免引起感染。

若穿刺点是在颈部，嘱患者在穿刺当天颈部勿做剧烈运动，卧位时勿压

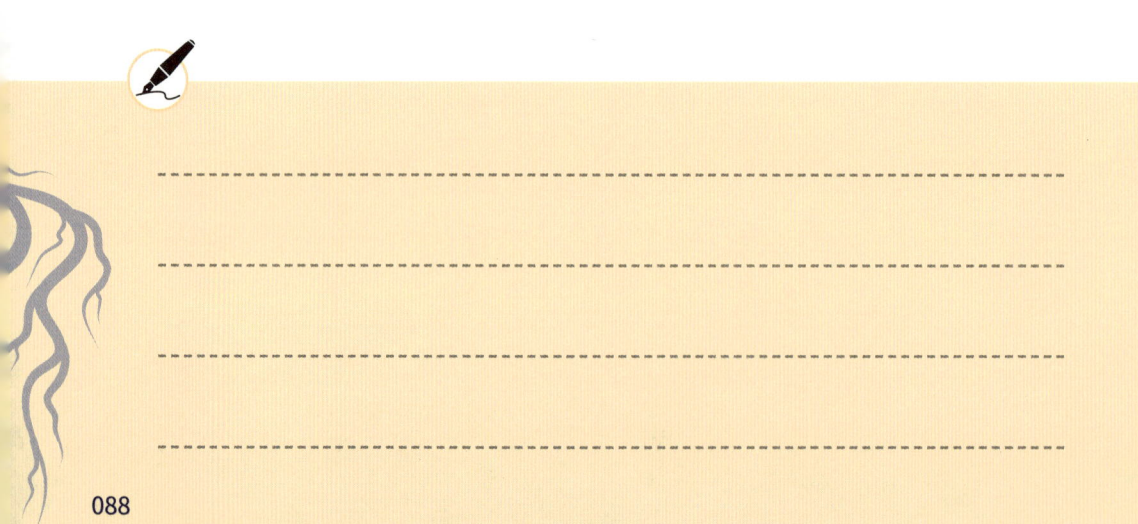

迫穿刺侧颈部及肢体。穿刺完成后，患者及家属应严密观察穿刺部位有无异常情况。

如穿刺部位在股静脉，嘱患者每日清洁会阴2次，并避免液体浸湿透明敷贴，从而增加深静脉导管感染的风险。

三、CVC置管患者注意事项

①严禁患者及家属随意调整导管外露的夹子或连接头，更不可擅自拔出导管。

②住院期间或居家休息时，患者应保持置管处的清洁、干燥。穿衣服时，应先穿着置管侧肢体，再穿着健侧肢体；脱衣服时，应先脱健侧肢体，再脱置管侧肢体。这样做可以减少穿脱衣物时对导管的摩擦，避免导管移位或滑脱。

③穿刺部位周围皮肤如有任何异常情况，如肿胀、出血、外渗、局部发红等情况，应及时告知医务人员。

④可适当活动肢体，如简单握拳、屈伸等动作，有利于促进置管侧肢体的血液循环，防止血液瘀滞造成导管相关性血栓。但应尽量避免弯曲置管侧

肢体，防止导管折叠、断管。

⑤保持穿刺处敷贴干燥，如有渗血、渗液等情况，应及时与医务人员沟通。

⑥应选择淋浴，禁止盆浴。沐浴前，患者及家属应做好导管及穿刺部位的防水措施。建议使用专用的防水贴膜或家用保鲜膜覆盖穿刺部位和导管，要确保贴膜粘贴紧密，必要时可以覆盖多层薄膜+毛巾防护，防止水从贴膜边缘渗入。应避免用力揉搓置管部位，以防止导管移位。要注意观察贴膜有无松动、卷边或破损情况，一旦发现有这些情况，马上结束沐浴，请医护人员重新消毒并更换贴膜。沐浴时间应控制在20～30min，因为长时间热水刺激可能会影响导管固定或增加感染风险。沐浴后要及时擦干身体，并检查贴膜的完整性。

四、检查CVC正确置管的方法

（一）X线摄片检查

X线摄片检查是一种方便快捷的检查方法，它可以显影导管的行进路线

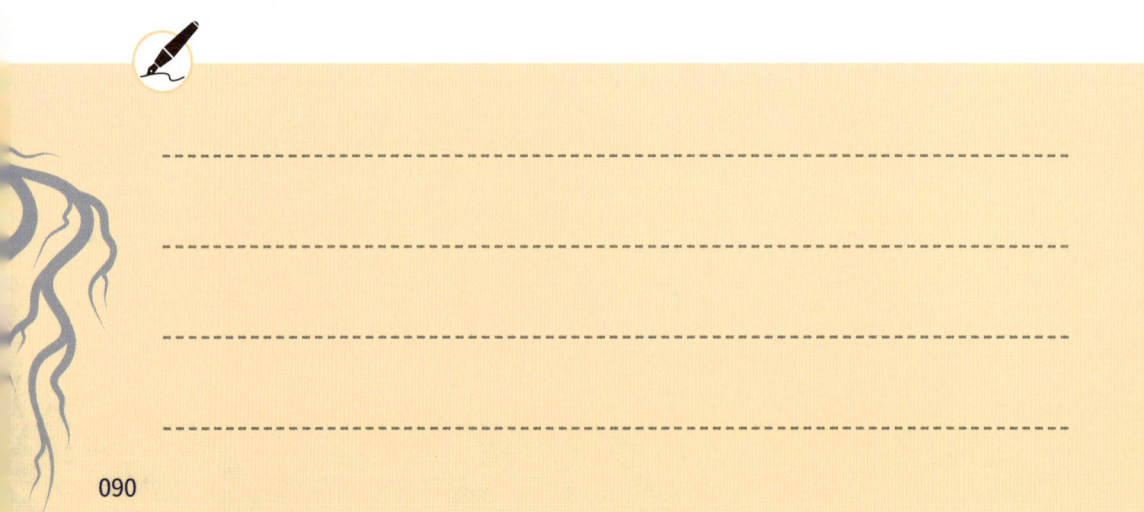

及尖端的位置，以帮助医护人员确定导管留置正确（中心静脉导管的尖端位置位于上腔静脉的下1/3段，靠近右心房入口处）。

（二）超声检查

超声检查可动态观察到导管的位置情况，清楚地确认导管是否在血管管腔内，帮助医护人员实时调整导管和导管尖端的位置。

（三）观察回血

穿管后能否顺利回抽静脉血也是检验导管穿刺成功的一项重要标准。可采用0.9%氯化钠溶液（生理盐水）回抽导管内的静脉血，若抽吸血液顺畅且抽出的血液为静脉血，说明导管在静脉管腔内。冲封导管时没有阻力，液体能够顺利地被推注入导管管腔，且患者局部没有发生肿胀、疼痛等异常反应，也说明深静脉导管处于正常位置。

五、CVC堵管的处理

首先，医护人员可以抽取生理盐水进行脉冲式冲管。尝试冲管时，勿用力过大，更不可强行推注生理盐水。其次，若患者导管冲管困难，且已确认导管完全发生堵塞时，可及时拔除深静脉导管。若发生导管药物性沉淀，可采用尿激酶进行置管溶栓。

六、CVC的维护

CVC维护周期通常为7天。患者若发现穿刺点外敷贴膜有潮湿、卷边、污染、渗血、渗液、松脱等情况，应立即求助医护人员进行更换，以降低感染的风险。若患者长时间未使用CVC，也应定期到专业的医疗机构进行导管维护。

医护人员每次都需要用0.9%氯化钠溶液进行冲管，以确保导管的通畅性，防止血液逆流至导管引起堵塞，从而降低导管的使用寿命。

七、CVC导管拔除

首先，嘱患者颈部外展，充分暴露穿刺侧肢体，切勿紧张焦虑。其次，医护人员在拆除敷贴及固定缝线时，患者会感到轻微疼痛，应予以解释及安抚。最后，拔出导管后，患者须按压穿刺点10～15min，待穿刺点处伤口止血后方可解除按压。

第五节 经外周静脉置入中心静脉导管（PICC）

经外周静脉穿刺置入中心静脉导管（PICC）是一种中长期静脉治疗工具，适用于需要长期静脉输液、化疗、肠外营养或输注刺激性药物的患者。

对于化疗患者，置入PICC后，患者可以按周期和疗程进行化疗药物的输注，避免了反复穿刺带来的痛苦及浅静脉输注化疗药物带来的不良反应，降低了患者长期住院治疗的成本，也满足了患者进行居家治疗的愿望，最大程度上方便了患者。

一、PICC的穿刺方法

一般情况下，PICC置管过程需要45~90min，具体用时受到多种因素的影响。如果患者的血管条件较好，医护人员操作熟练，置管过程可能会相对顺利，时间就会缩短；如果患者血管较细、弯曲或存在血管痉挛等情况，医护人员可能需要更多的时间寻找合适的血管来完成置管操作。

（一）穿刺前准备

1. 评估患者病情

医护人员对患者的身体状况、血管条件、凝血功能等进行评估，一般选择贵要静脉、肘正中静脉或头静脉等上肢外周静脉作为穿刺点。其中，贵要静脉是首选，因为它管径较粗，走向较直。

2. 物品准备

需要准备PICC穿刺套件，包括导管、穿刺针、导丝等。此外，还需要准备消毒用品、局部麻醉药、无菌手套、敷料等。

（二）穿刺过程

患者通常取平卧位或半卧位，手臂外展与身体成90°（以便操作，也能使静脉充盈）。医护人员对穿刺部位及周围皮肤进行严格消毒，消毒范围一般是穿刺点上下10～15cm。进行局部麻醉，减轻患者穿刺时的疼痛。穿刺者用穿刺针进行静脉穿刺，见到回血后，降低穿刺角度，再进针少许，以确保穿刺针完全进入静脉。再将导丝通过穿刺针缓慢送入静脉，将导管推送至预测长度后，缓慢抽出穿刺针，留下导丝在静脉管腔内。随后，使用扩皮器沿导

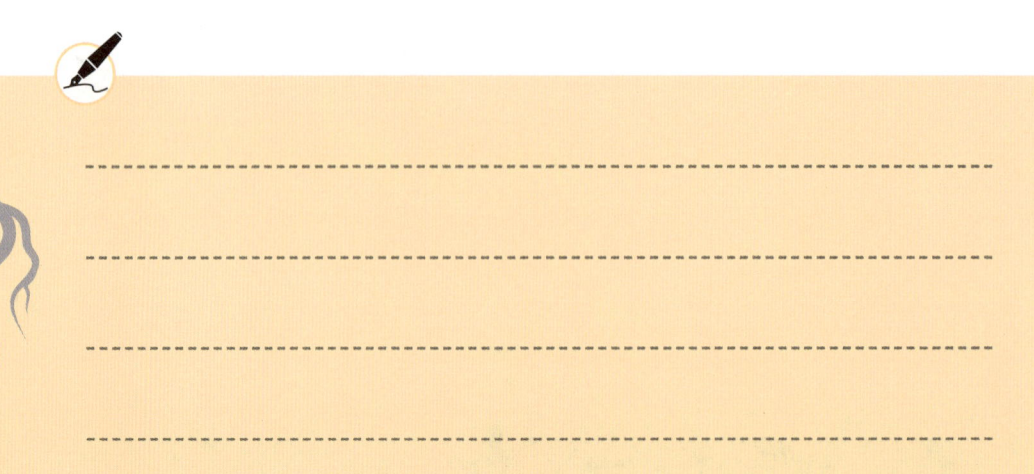

丝扩张皮肤和皮下组织,为导管置入做准备。将PICC导管沿导丝缓慢、匀速地置入静脉,一般要将导管尖端送到上腔静脉下1/3处。在此期间要注意观察患者有无不适,同时通过体外导管标注刻度判断置入长度是否合适。导管置入正确位置后,撤出导丝,然后回抽导管,看是否能顺利抽出回血,以检查导管是否通畅。最后,用生理盐水冲洗导管并妥善固定。一般先使用无菌透明敷料覆盖穿刺点,再用胶布粘贴固定,防止导管移位和滑脱。

在每次输液前后都要对PICC导管进行冲洗,以保持导管通畅。如果患者长时间不输液(间隔时间≥24h),一般每周需进行1~2次冲管。常用的封管液有稀肝素盐水和生理盐水。稀肝素盐水封管效果较好,但对于有肝素禁忌的患者(如血小板减少症患者),应使用生理盐水封管。

二、PICC置管的不良反应

PICC导管有可能会诱发感染、浅静脉炎、血栓形成、局部血肿等。其中,PICC相关性血栓发生率约为4%。

静脉炎:表现为置管侧肢体沿静脉走向出现发红、疼痛、肿胀等症状。轻度静脉炎可以通过抬高患肢、局部热敷或涂抹一些具有抗炎作用的药膏来缓解；如果症状严重，必要时需要拔除导管。

导管堵塞：如果发现输液时液体滴速明显减慢或不滴，可能是导管堵塞。导管不完全堵塞时，可以尝试用生理盐水脉冲式冲洗导管；若导管完全堵塞，可能需要使用尿激酶等药物溶栓，及时拔除导管。

三、检查置管位置的方法

（一）X线摄片检查

X线摄片检查可观察PICC导管的尖端是否位于上腔静脉的1/3处（相当于在患者穿刺侧的第3至第4肋间水平的位置）。尖端位置过前可导致药物对血管壁的刺激，尖端位置过深则会导致导管进入心脏而诱发患者发生心律失常等并发症。通过X线摄片检查，置管者还可以查看导管的形态，观察是否有弯曲、打折的现象。

（二）超声检查

超声检查不仅用于静脉导管穿刺，辅助选择合适的穿刺静脉，也可以清晰地显示导管穿刺后导管的行进方向、深度及长度。其次，超声检查还可以观察导管周围是否有血栓形成。

（三）CT检查

CT检查能够详细观察血管及导管等三维图像，判断PICC导管在上腔静脉的准确位置。但CT检查较少采用，因其存在一定辐射的风险，并且费用较高。

四、PICC导管拔除

一般情况下，患者的化疗结束后方可拔除PICC导管。若发生PICC导管相应的并发症（如PICC导管堵塞），也应及时拔除PICC导管。

PICC拔管时，一般让患者采取仰卧位或半卧位。患者手臂外展，与身体成一定角度（通常在45°~90°）。这种姿势有利于导管顺利拔出，并且能够降低静脉内压力，减少空气进入静脉及出血的风险。在拔管过程中，患者要尽量保持放松状态，勿移动穿刺侧的手臂。

由于PICC导管插入体内40~50cm，在拔出时，部分患者会有轻微的不适感。拔除后，患者家属应协助患者按压穿刺点10~15min。

五、PICC置管后注意事项

（一）活动限制

置管后，置管侧肢体应避免过度用力，避免提重物（一般建议不超过5kg）、手臂高抬等动作，以免造成导管移位和牵拉。其他日常活动如洗脸、刷牙、吃饭等轻微活动是可以的。

（二）运动建议

可以适当进行握拳、松拳等握持动作来促进血液循环。如果想进行体育锻炼，要在医护人员的指导下进行，建议采取散步这种比较温和的运动。

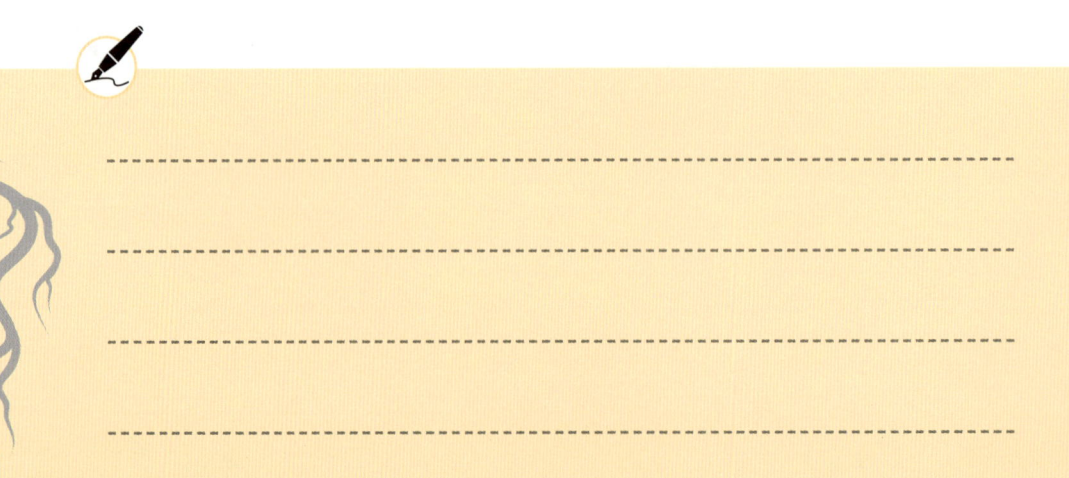

第六节
植入式静脉输液港（PORT）

植入式静脉输液港（PORT）是一种完全密闭的输液装置。植入PORT的患者的日常生活、运动、洗澡均不受限。患者在植入和取出PORT时需要进行一个微创手术，存在发生出血、感染、气胸等的风险。

近年来，越来越多的肿瘤患者选择PORT作为自己全程化疗的输液方式。

一、PORT的适应证及禁忌证

（一）适应证

①需要长期输注肠外营养等高渗性药物，如短肠综合征、克隆氏肠病患者。

②需要输注刺激性、细胞毒性药物，如化疗药物、靶向药物等。

③外周静脉条件差，且需要长期连续性静脉输液治疗。

④需要频繁进行血液采样检测。

（二）禁忌证

①病情严重，不能耐受或无法进行植入手术。

②存在活动性感染，如菌血症。

③对输液港材料过敏。

④局部软组织因素影响设备的稳定性或放置位置。

⑤静脉回流障碍，如上腔静脉综合征或穿刺路径有血栓。

⑥严重凝血功能障碍。

二、PORT的入路血管选择

选择中心静脉入路时，以上腔静脉为首选。下腔静脉入路主要适用于上腔静脉狭窄或阻塞的患者，通常选择从颈内静脉、锁骨下静脉、腋静脉、贵要静脉及肱静脉入路。胸壁港入路的血管则优先考虑右侧颈内静脉、右侧腋

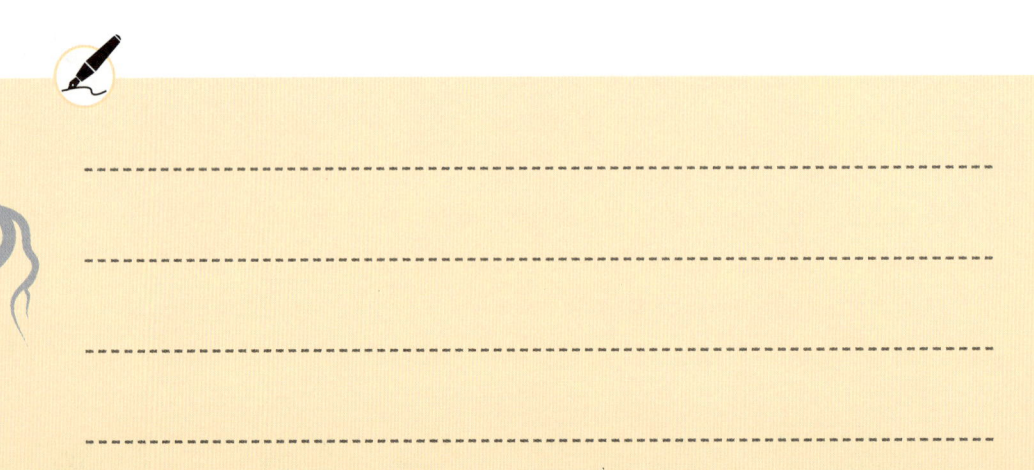

静脉或锁骨下静脉，其次考虑左侧颈内静脉、左侧腋静脉或锁骨下静脉。

三、PORT植入术操作流程

（一）术前准备

1. 患者准备

评估患者身体状况，完善相关检查。向患者及家属解释操作过程和注意事项，取得同意后签署知情同意书。手术区域备皮，建立静脉通路。

帮助患者保持放松状态，避免过度紧张和焦虑。患者须取下眼镜、项链、耳环、戒指等饰品。患者家属应提前准备舒适、宽松的衣物。术前患者可适当饮食（宜清淡），切勿空腹手术。术前患者应尽量排空小便和大便。

2. 物品准备

准备好输液港套件、穿刺针、注射器、无菌手套、手术衣、利多卡因等局麻药物、肝素、盐水等。

3. 环境准备

在手术室或符合无菌操作要求的环境进行，保证环境清洁、安静。

（二）术中操作

1. 局部麻醉
对植入部位（常见胸壁）进行局部麻醉。

2. 静脉穿刺
在超声引导下，用穿刺针经皮穿刺进入静脉（如颈内静脉或锁骨下静脉）。

3. 放置导管
沿穿刺针将导管放入血管，使其头端到达合适位置（上腔静脉）。

4. 制作囊袋
在皮下合适位置制作一个囊袋，用于放置输液港的注射座。

5. 皮下隧道
当隧道针到达静脉穿刺点周围后，将导管的一端通过隧道引出至注射座切口处，然后把注射座放入囊袋，用于连接导管并检查连接得牢固与否。

6. 连接港体

将导管与注射座连接，检查连接牢固后把注射座放入囊袋，缝合固定。

（三）术后处理

1. 伤口处理

对手术切口进行消毒，用无菌敷料包扎。

2. 检查功能

通过注射肝素盐水检查输液港是否通畅，确保正常使用。

3. 观察患者

观察患者生命体征、伤口有无渗血等情况。告知患者术后注意事项，如避免术侧肢体过度活动等。

四、肿瘤合并糖尿病的PORT植入患者的注意事项

当肿瘤患者合并糖尿病时，植入PORT可能诱发置管感染。糖尿病患者体内的血液处于高渗状态，高血糖状态下微血管供血不足，导致全身血液循环受阻。患者体内的高糖还使得组织内的糖原储备不足，妨碍了组织的修

复。反复穿刺PORT港座可增加患者的感染风险。因此，此类患者的健康宣教尤为重要。

患者在积极控制血糖的同时，也应结合饮食干预和运动干预来控制体重，将BMI控制在正常范围内，从而预防相关性感染的发生。BMI一般是指身体质量指数。其计算公式为体重（kg）除以身高（m）的平方。

即$BMI=体重（kg）/身高^2（m^2）$，其正常范围为$18.5\sim23.9kg/m^2$。

日常穿刺时，护士应仔细了解患者的血糖情况，选择合适的无损伤针，严格执行无菌操作，避免反复穿刺。

五、PORT植入患者的居家注意事项

PORT植入患者在病情允许的情况下，提前告知医护人员后，可以短暂居家休养后再返院治疗。患者如有任何不适，须立即返院就诊。

（一）伤口护理

一般术后3天更换伤口纱布，术后7~10天拆线。每日监测体温是否正常；患者需保持置港处皮肤的清洁干燥，避免汗渍和液体浸湿，以防感染。

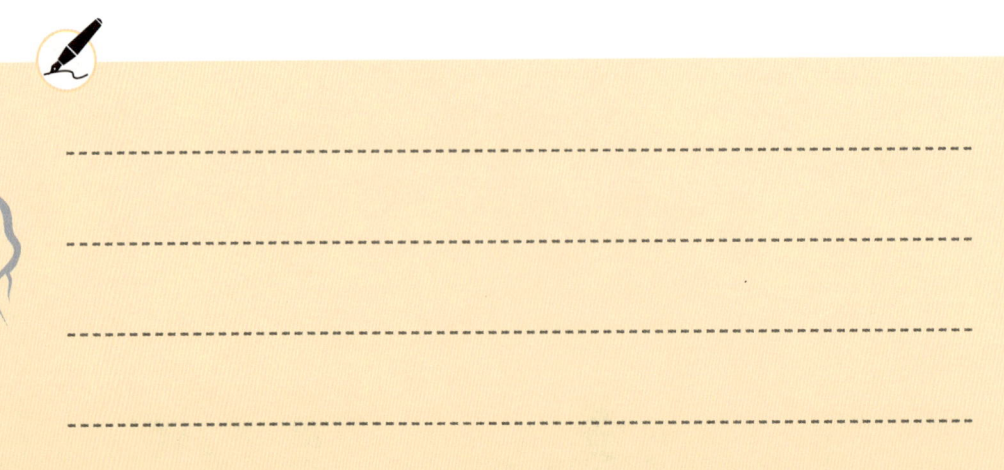

若出现伤口纱布松动、潮湿或污染，应及时更换；每日观察胸前皮肤及穿刺点周围皮肤有无红、肿、热、痛，以及渗血、渗液等异常情况，如有异常应及时就医。

（二）日常活动

患者宜劳逸结合，保持心情舒畅，可进行正常的居家生活，如散步、唱歌、洗菜、做饭、扫地等简单的家务，但须避免同侧的手臂过度屈曲、外展及旋转。如果感到植入部位不适，可适当休息。避免提超过5kg的重物。

患者可以进行适当的功能锻炼。术后第1～2周内可以做握拳、腕关节运动、肘关节活动等轻缓运动，注意此时不可做肩关节活动。患者术后第3周可自行进食、穿衣、如厕，可进行上肢的康复训练（如单臂擎天、出拳动作、环绕动作、左右开弓、展翅飞翔、拨云见日等）。患者术后第4周可进行全身活动，以肩关节活动训练为主。肩关节是人体活动范围最大的关节，患者可适当进行前屈、外展、外旋、内旋、后伸等动作。肩关节功能障碍可直接影响患者的日常生活。

(三) 定期维护

患者需保留PORT的维护手册，按维护手册中限定的时间进行导管维护，一般维护周期为28天。

(四) 避免外力撞击

患者在居家的日常活动中应避免遭受外力的剧烈碰撞，避免进行篮球、排球、网球、拳击等剧烈运动。这些运动会容易突发外力撞击，引发导管移位、折断及扭曲，影响导管的通畅性。日常生活中，动作宜轻柔缓慢。

六、PORT植入术后伤口疼痛的处理

首先，可以使用疼痛评分量表（如数字评分法，0分为无痛，1～3分为轻度疼痛，4～6分为中度疼痛，7～10分为重度疼痛）来评估患者的疼痛程度。

(一) 体位调整

协助患者调整到舒适的体位，避免压迫伤口部位，以减轻疼痛。可让患者取半卧位或健侧卧位。

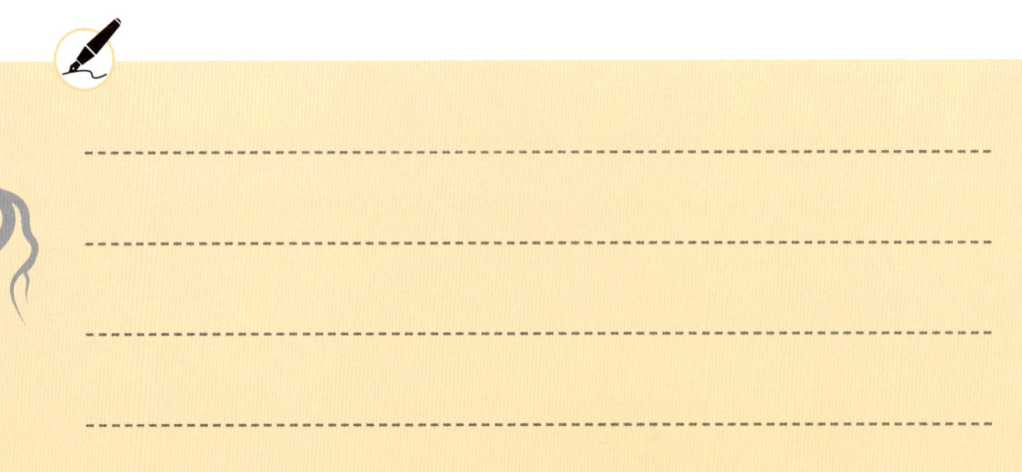

（二）放松技巧

指导患者使用深呼吸、渐进性肌肉松弛等放松方法。让患者闭上眼睛，慢慢地吸气，使腹部膨胀，然后缓慢呼气，同时放松全身肌肉，反复进行。

（三）按医嘱给药

如果疼痛较为严重，在医生的指导下，可使用非甾体抗炎药（如布洛芬）来缓解疼痛。

七、PORT导管的维护

正常情况下维护周期为28天，消毒、冲管以保持导管通畅。患者若有特殊情况不能按时冲管时，可提前进行导管维护，但切勿延后维护，以免引起导管相关并发症。若是输液港正在用于输液，每次输液前后都要进行冲管。

冲管液有肝素盐水和生理盐水。肝素盐水浓度为10～100U/mL。在输注血制品、高渗溶液、化疗药物等刺激性物质后，更要及时冲管，防止堵塞和药物相互反应。

八、PORT的取出时间

（一）治疗结束后

当患者完成所有的化疗周期、长期静脉输液疗程或其他需要使用输液港的治疗后，如不再需要静脉输液通路支持，就可以考虑取出。

（二）出现并发症

患者发生难以控制的感染，如局部反复出现红肿、化脓，经过积极的抗感染治疗后仍无法改善；出现导管相关的血栓形成、导管移位、断裂等严重影响其正常使用的情况，须及时取出，以免导管断裂的碎片随着血液循环游走，危及生命。

（三）患者自身原因

如果患者对静脉输液港难以耐受，或对其材质过敏等（如植入部位长期疼痛、异物感强烈），并对生活造成严重影响，经过评估权衡后也可以将其取出。

九、检查PORT放置位置的方法

导管放置的理想位置为上腔静脉与右心房交界处。临床上常采用术中X线定位、体表测量定位、腔内心电图定位及超声定位来检查导管尖端位置是否正确。

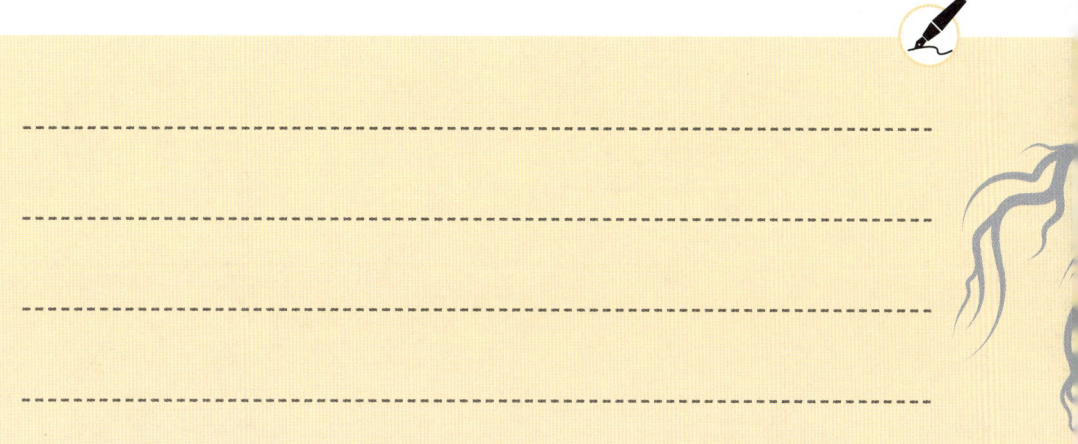

CHAPTER 3

第三章

静脉血栓

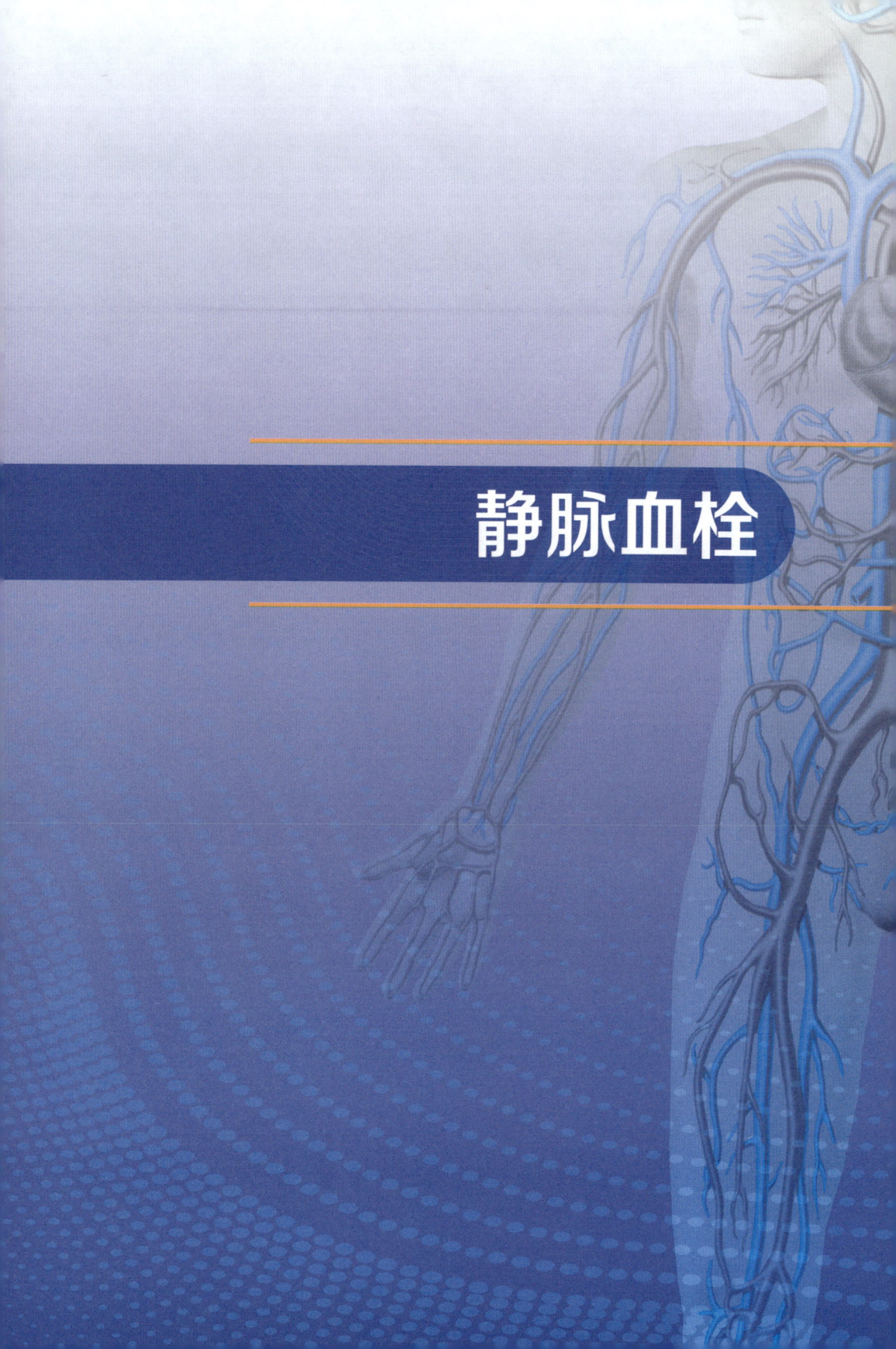

第一节
静脉血栓概述

按血栓形成的血管类型分类，血栓分为动脉血栓和静脉血栓。血液在静脉管腔或动脉管腔内形成的栓子可以堵塞相应脏器，引发梗死。全球每年4个人中就有1个人死于血栓相关性疾病。

动脉因血液流速较快，相对较少形成血栓。动脉血栓栓塞形成会导致脑卒中、冠心病、心肌梗死等疾病。

静脉血栓是指血液在静脉内不正常地凝结，导致血管完全或不完全阻塞。静脉血栓栓塞症（VTE）包括深静脉血栓形成（DVT）和肺栓塞（PE）。

长期卧床、年老体弱、手术、妊娠等因素会使人的血液处于高凝状态，血液流速减慢，容易形成静脉血栓。当患者深静脉血栓形成，部分血凝块脱落并随血流转移至肺部时，可能发生肺栓塞，这种情况需要立即抢救。

一、按解剖部位分型

按解剖部位分型，下肢深静脉血栓形成可分为中央型、周围型、混合型。

（一）中央型

中央型深静脉血栓形成主要发生在髂静脉和股静脉，这是下肢主要的深静脉。当血栓形成时，下肢静脉的回流严重受阻，患者的下肢可出现明显且广泛的水肿，甚至从大腿根部至足趾全程肿胀，患者下肢增粗，痛感强烈；患者皮肤因水肿发亮，可呈暗红色，并伴有浅静脉扩张。

中央型深静脉血栓好比河流主干因泥沙堵塞，从而导致水流面积扩大并流至小河道，而小河道由于水量骤增，发生河床上抬，河道变宽、变深等现象。

（二）周围型

周围型深静脉血栓形成主要包括小腿肌间静脉血栓和腘静脉血栓，最常见的是小腿肌间静脉血栓。

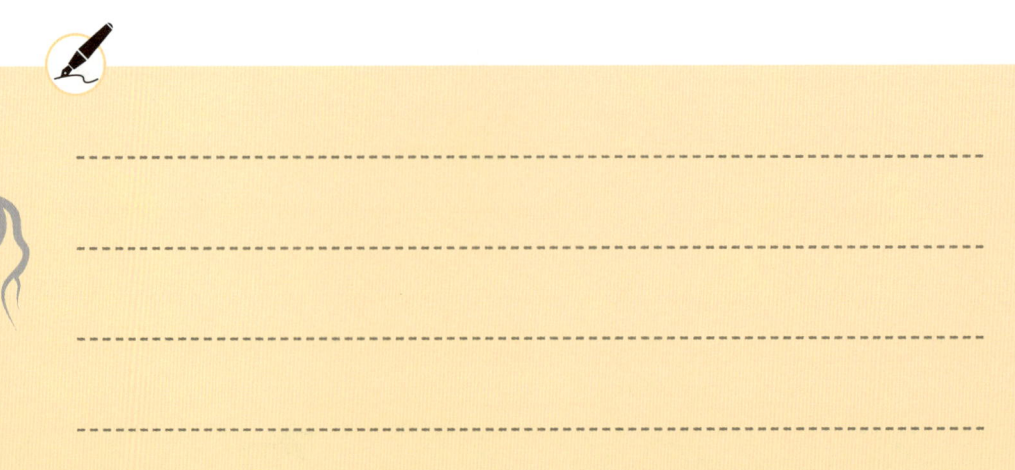

一般患者起病较慢，病程相对隐匿，症状相对较轻。其主要临床表现为小腿压痛、肿胀，而痛感通常不是很明显，这导致大多数患者忽略病情。当患者腿部肌肉用力过大时（如进行蹦跳、跨栏、跳绳等活动），可明显感到小腿肌肉疼痛，肿胀程度相对较轻，且多局限于小腿肌肉及踝关节周围。

（三）混合型

混合型深静脉血栓形成，即同时存在中央型和周围型深静脉血栓形成，血管的阻塞程度更为严重。

患者可表现为下肢整体肿胀，肢体明显增粗，皮肤紧绷发亮，体温升高，疼痛剧烈等。患者浅静脉扩张明显，俗称"大象腿"，且患者血栓范围较广，脱落的风险极高，极易引发肺栓塞。

这类患者的治疗相对困难，因下肢静脉功能受损严重，后期恢复欠佳，可伴有长期的下肢肿胀、色素沉着、溃疡等情况。

二、按临床表现分型

按临床表现分型，下肢深静脉血栓形成可分为急性期、亚急性期、慢性期。

（一）急性期

急性期一般指发病后的1~2周。此阶段的血栓刚刚形成，与血管壁的黏附还比较弱，容易脱落而导致肺栓塞等严重并发症。患者的症状比较明显，如肢体突发肿胀、疼痛、皮肤颜色改变等。

（二）亚急性期

亚急性期是指发病后的2周至3个月。这时候血栓开始机化，与血管壁的黏附性逐渐增强。血管再通时可能引发一些炎症反应，导致局部症状持续或反复出现。

（三）慢性期

慢性期指发病3个月以后血栓已经机化，血管部分再通或形成侧支循环。患者可能存在下肢的慢性肿胀、皮肤色素沉着、静脉曲张等，这是静脉回流长期不畅所致。

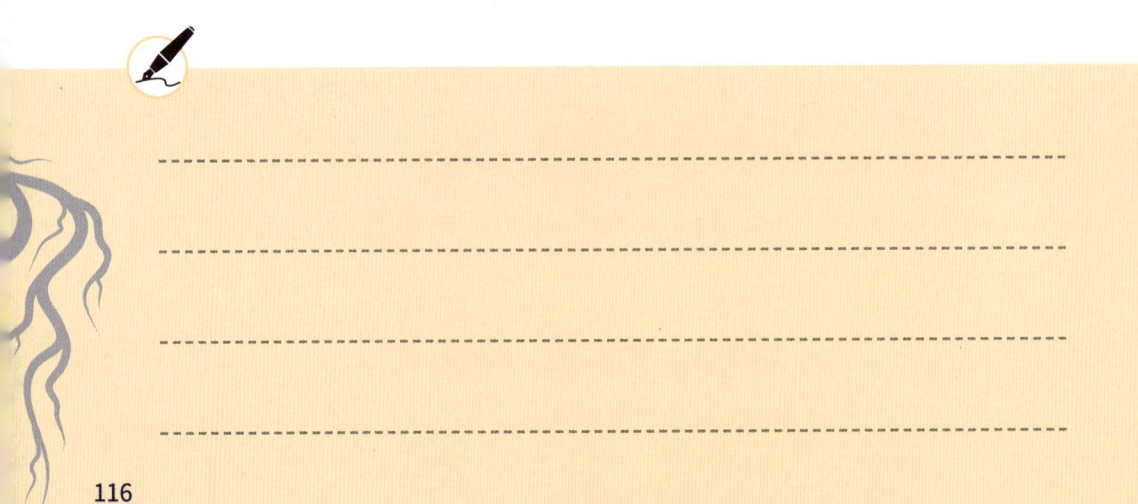

第二节
静脉血栓栓塞的高危人群

一、长期住院患者

长期住院患者可能因卧床时间过久、肢体活动减少，在住院期间或出院后出现腿部肿胀、疼痛、皮肤颜色发红等症状，超声检查可发现下肢深静脉血栓。静脉血栓栓塞常见于因严重创伤、骨折后需长期卧床的患者及瘫痪患者。

肢体长时间不活动，肌肉对静脉的挤压作用减弱，导致静脉血液回流不畅，血液容易在静脉内瘀滞形成血栓。

二、手术患者

经历大型手术，如髋关节或膝关节置换术、腹部大手术（如胃癌根治术、结直肠癌根治术）、妇科盆腔手术等，患者的血管内皮受到损伤，加之术后长时间卧床使肢体活动减少，血流速度减慢，容易诱发静脉血栓。

三、肿瘤患者

肿瘤（如肺癌、胃癌、胰腺癌等）患者的血液常处于高凝状态，这是由于肿瘤细胞可以释放促凝物质。同时，部分患者可能因为身体虚弱，活动减少，增加了静脉血栓的发生风险。此外，化疗患者因在治疗中反复穿刺血管采血，及接受高刺激性化疗药物的治疗，其血管内膜受到一定损伤，从而更容易出现静脉血栓栓塞。

四、孕产妇

孕期血液中的凝血因子增多，抗凝物质减少，血液处于相对高凝状态。此外，增大的子宫会压迫下腔静脉，使下肢静脉回流受阻。产后女性的血液同样处于高凝状态，如果产后活动较少，也容易形成静脉血栓。

五、老年人

老年人（年龄≥60岁）的心肺功能逐渐衰退，血管壁弹性减弱，血液流

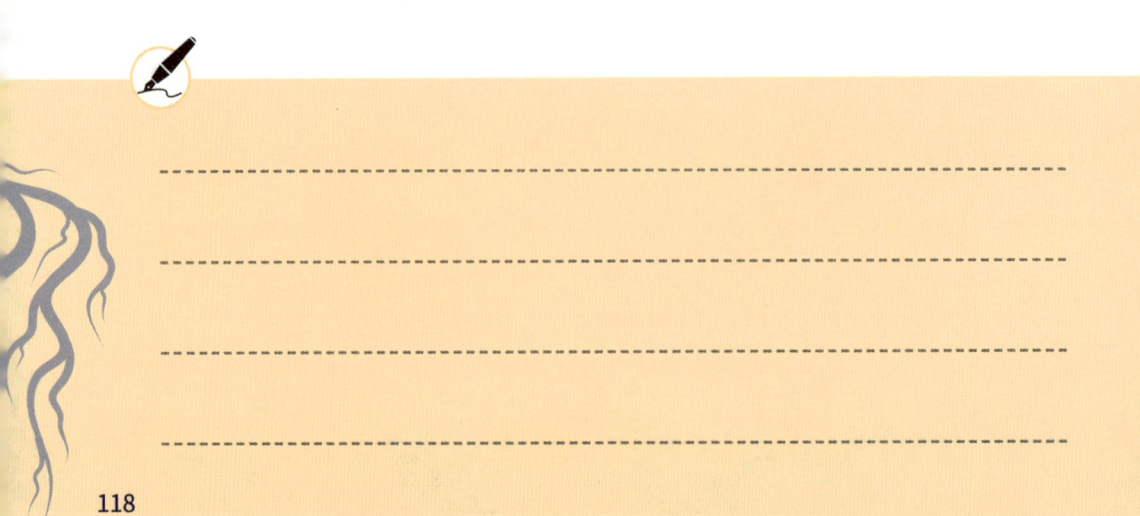

速减慢，血液黏稠度相对较高，腿部肌肉萎缩，且常伴有一些慢性疾病（如高血压、糖尿病、动脉硬化等）。以上这些因素使得老年人容易出现静脉血栓。

六、长途旅行者

长时间乘坐飞机、火车等交通工具时，肢体长时间处于蜷缩状态，静脉回流受阻，增加了静脉血栓形成的风险。这种状况也被称为"经济舱综合征"。

七、缺乏运动者

缺乏运动者，如计算机程序员、肥胖者等，因长时间不活动及饮水量减少，导致血液瘀滞过久，容易形成静脉血栓。

第三节
静脉血栓的危害

一、不良反应

（一）肢体疼痛

由于下肢血液循环障碍，导致下肢代谢受阻，大量的酸性产物囤积于患者下肢，引发患者下肢疼痛。此外，栓子堵塞血管后造成血流供应障碍，可引发血管挛缩，导致血液中的营养物质难以输送到下肢各组织、细胞。

患者由于肢体疼痛而行走困难，日常活动受限，生活质量受到严重影响。

（二）肢体肿胀

血栓堵塞血管管腔后，静脉回流受阻，导致血液在肢体远端瘀滞，从

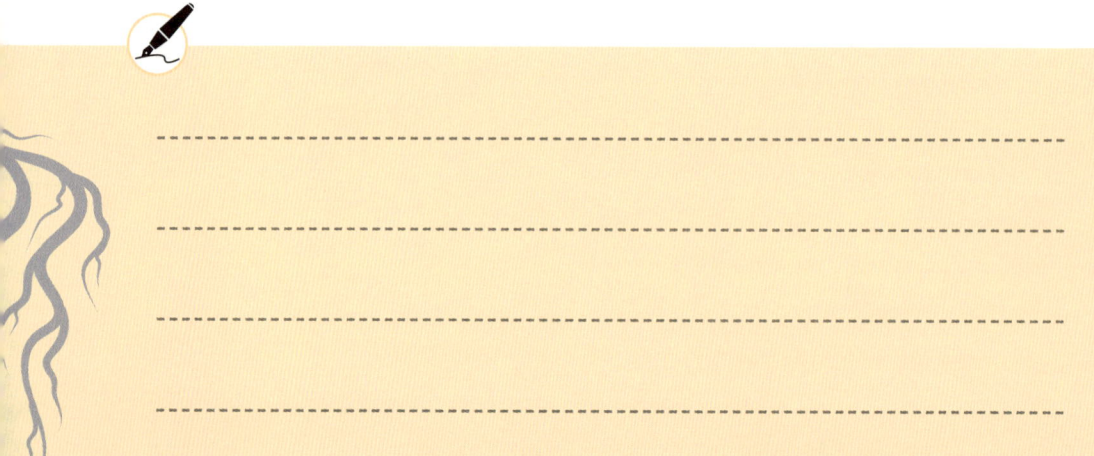

而引起患者相应肢体的肿胀。对于发生突发深静脉血栓形成的患者，起病后短时间内患者的小腿会明显增粗，皮肤表面因肿胀而发亮，且伴有明显的疼痛。这种疼痛会导致患者无法正常站立或行走。

（三）皮肤改变

由于患者的静脉回流不畅，肢体的皮肤颜色可发生变化，如皮肤发绀（呈青紫色）、皮肤发红、皮肤苍白及花斑样改变（皮肤颜色为青紫色与白色相间）。

患者皮肤长期处于高渗透压状态下，导致皮肤发生营养障碍，变薄、变脆，皮肤颜色变深，甚至继发溃疡和脱屑。

高渗透压状态增加了患者皮肤破损的风险，轻微的摩擦或触碰就可以引起皮肤的擦伤和破溃。一旦皮肤破溃，极易引发感染，导致伤口愈合困难。长期的静脉高压也阻碍了血液回流，导致皮肤的供氧不足，造成皮肤粗糙脱屑，严重情况下可出现肢体破溃（这种溃疡较顽固，被称为难愈合性溃疡，易造成反复感染）。

二、血栓后综合征

经过一段时间的治疗，部分患者的静脉管腔内可能仍残留一部分血栓，导致血栓后综合征。其主要表现为慢性的肢体肿胀、疼痛、沉重感，甚至出现静脉曲张、皮肤湿疹等情况。

该并发症病程较长，恢复时间较慢，且活动受限、外观改变和功能受损会给患者造成一定的心理压力，导致患者因行动不便而感到焦虑、烦躁。慢性肿胀会压迫肌肉组织，导致血液循环不畅，造成组织供氧减少和营养物质输送受阻，患者可出现肌肉萎缩、力量减退、腿部活动能力下降等情况。

三、肺栓塞

肺栓塞（PE）是静脉栓塞疾病当中较为严重的一种。它是由栓子从腿部脱落以后，随着血液流动至心脏，最终造成肺动脉的梗死。堵塞肺动脉的栓子较小时，患者会有轻微的咳嗽、呼吸困难和胸痛，或无任何症状；堵塞肺动脉的栓子较大时，患者可突然出现严重的呼吸困难、胸痛、咯血，甚至出现休克、心搏骤停而危及生命。

第三章 静脉血栓

专家点拨

静脉血栓栓塞症（VTE）的高患病率

在全球范围内，静脉血栓栓塞症是一种常见的疾病。据估计，每年每1000人中就有1~2人发生VTE。尤其是在欧美国家，住院患者中VTE的发生率可为20%~50%。这表明VTE是一个全球性的公共健康问题。

肺栓塞（PE）的高病死率

PE是VTE最严重的并发症之一，也是住院患者常见的致死原因。在全球范围内，未经治疗的PE病死率高达30%。即使接受了及时治疗，严重PE患者的病死率仍然较高，为5%~10%。

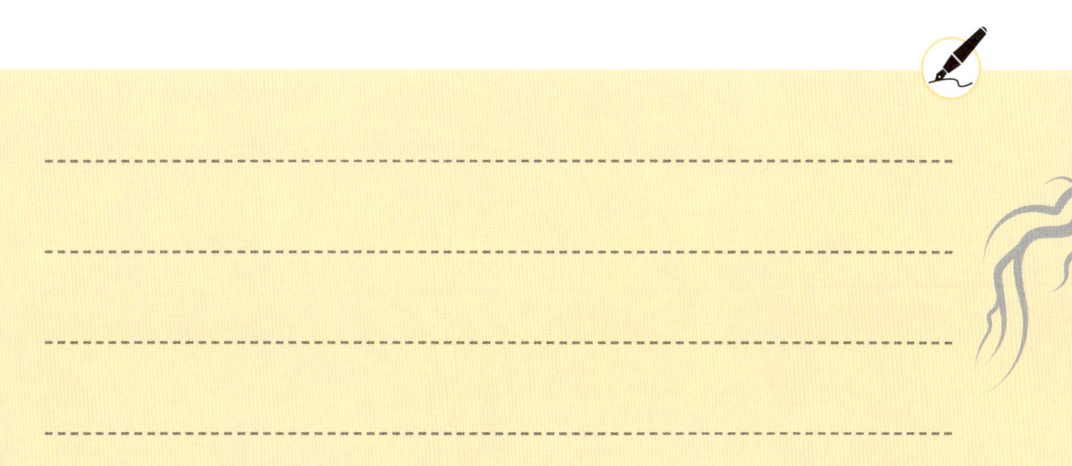

第四节

静脉血栓栓塞症

静脉血栓栓塞症（VTE）主要包括两种类型：深静脉血栓形成（DVT）和肺栓塞（PE）。如果深静脉血栓没有得到及早治疗，血栓可能脱落并转移到肺部导致肺栓塞。

一、下肢深静脉血栓形成的典型症状

（一）下肢肿胀

下肢肿胀是下肢深静脉血栓形成最主要的症状。若血栓位于股静脉、髂静脉等粗大的静脉，患者下肢可出现明显肿胀，从大腿根部直至足部。严重者在平卧位时，按压患者腿部皮肤可出现凹陷性水肿，且恢复缓慢，皮肤呈发亮和紧绷的状态。有些患者的腿部会出现散在性渗液，渗出液为组织间液，渗出的量与患者患肢肿胀的程度成正比。若是小腿深静脉血栓形成，通

常表现为小腿肚（腓肠肌）部位的肿胀，双侧小腿对比可以明显看出患侧变粗。

（二）下肢皮肤温度升高

当肿胀的患肢出现炎症反应时，炎性细胞会聚集在血栓形成的部位释放炎性介质（如组胺、前列腺素等），这些炎性介质会随着局部血液的扩张，增加该处的血流量，导致皮肤温度升高。与此同时，下肢静脉管腔血液瘀滞，这使得局部组织代谢障碍，产生的热量不能完全被血液带走。热量积聚在下肢可致下肢皮肤温度升高。

（三）皮肤颜色变化

因静脉血液回流障碍，血液瘀滞在下肢，皮肤可能发红或出现青紫，部分患者甚至可能出现花斑样改变。深静脉回流不畅时，浅静脉也会代偿性扩张，肉眼可看到患者的下肢表面会有迂曲、扩张的浅静脉，就像一条条"小蚯蚓"暴露在皮肤外；浅静脉承担更多的血液回流，从而加大了其自身的血流压力，而出现浅静脉扩张。

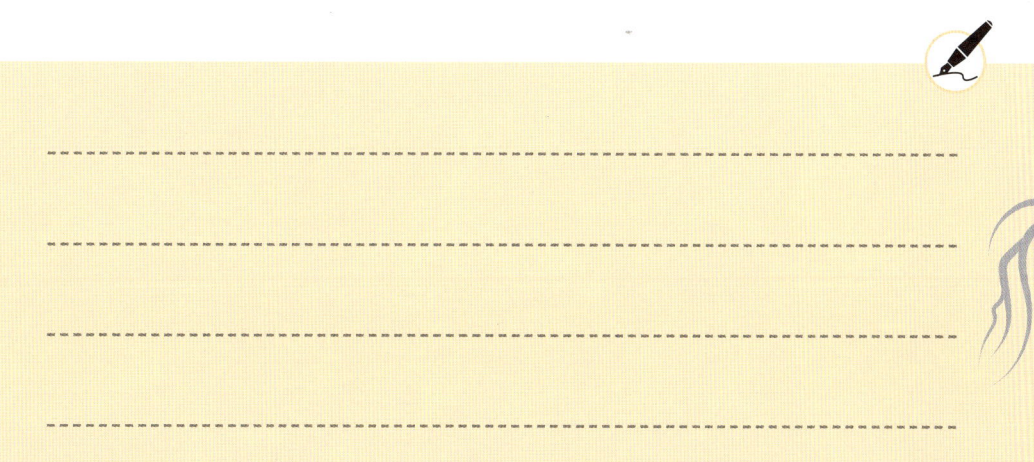

二、肺栓塞（PE）的典型症状

（一）呼吸困难

呼吸困难的患者表现为呼吸费力、急促。患者身体通过代偿性呼吸来满足机体正常供氧量，出现呼吸频率加快。正常人每分钟呼吸次数为15～20次；呼吸困难时，呼吸频率可增加至每分钟30次。严重者在无活动时也会觉得张口呼吸，不能平卧，喘气困难，只能采取坐位或半坐位来缓解不适。

（二）咳嗽

肺栓塞患者往往表现出剧烈、频繁的咳嗽。痰的性状可能不同，如白色黏痰、黄色浓痰等，平卧时或晨起时加重，甚至伴有咯血的发生。

（三）胸部疼痛

肺栓塞引起的胸部疼痛多见于胸骨后、前胸区或两侧的胸部疼痛。疼痛的性质多样，可为刺痛、钝痛、压痛、隐痛等。

三、静脉血栓栓塞症（VTE）的治疗

发生VTE时应及早治疗。深静脉血栓形成急性期容易发生栓子脱落。一旦发生肺栓塞，如未及时治疗和处理，病死率非常高。

VTE的治疗方法包括抗凝溶栓、手术取栓、放置下腔静脉滤器等。其中，抗凝治疗是针对VTE的基本治疗方法。抗凝药物包括注射抗凝药物、传统口服抗凝药物和新型口服抗凝药物（详见本章第九节）。

因急性期后复发的风险非常高，所以抗凝治疗至少需要3个月。对于危险因素不明、合并癌症并多次复发的高危患者，建议延长抗凝使用时间，并定期监测及评估。

专家点拨

深静脉血栓形成的常见部位

下肢深静脉血栓：此类血栓最为常见，可发生在小腿肌肉静脉丛、腘静脉、股静脉、髂静脉等部位。

上肢深静脉血栓：相对少见，可发生在腋静脉、锁骨下静脉等部位。主要症状为上肢肿胀、疼痛、皮肤颜色改变和浅静脉扩张，常由上肢静脉置管、外伤等因素引起。

内脏静脉血栓：包括门静脉血栓、肠系膜静脉血栓等。门静脉血栓可能导致腹痛、腹胀、腹水等症状；肠系膜静脉血栓主要表现为腹痛、恶心、呕吐、便血等症状。

肺栓塞的分类

根据栓子来源分类

血栓栓塞：为最常见的类型，主要是深静脉血栓脱落，随血流进入肺动脉及其分支导致的栓塞。比如腿部深静脉形成的血栓，脱落后就可能引起肺栓塞。

脂肪栓塞：长骨骨折、严重创伤等情况时，脂肪滴进入血液循环，随后到达肺部，引起栓塞。

羊水栓塞：分娩过程中，羊水成分进入母体血液循环，引发肺栓塞。这是一种很严重的产科并发症。

空气栓塞：主要是由于静脉损伤导致空气进入血液循环，进而堵塞肺动脉。这种情况在操作失误时可能出现。

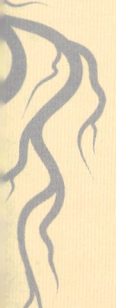

根据栓塞范围分类

大面积肺栓塞：主要是指堵塞了肺动脉主干或其主要分支，病情往往比较严重，患者会出现明显的血流动力学障碍，如低血压、休克等。

非大面积肺栓塞：栓塞范围相对较小，没有导致严重的血流动力学不稳定，但患者依然会出现如呼吸困难、胸痛等症状。

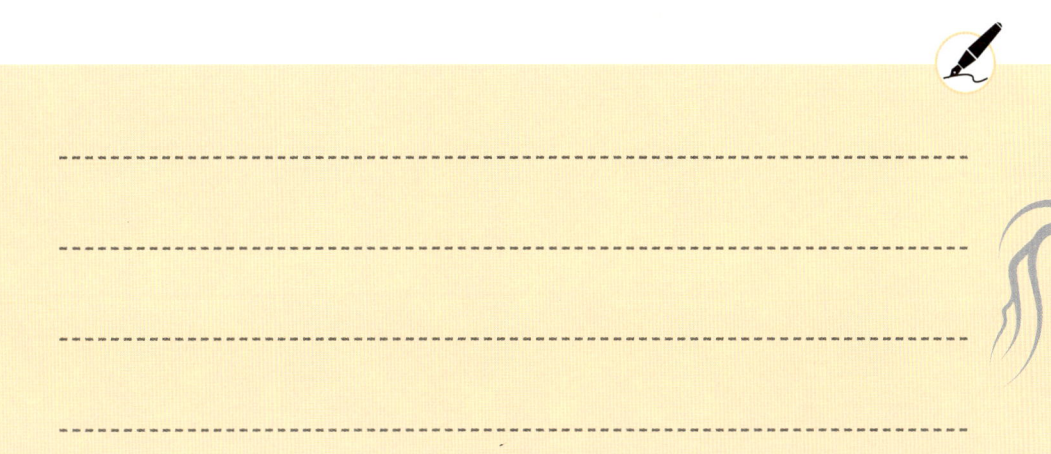

第五节

静脉血栓的预防

静脉血栓的预防分为三大类：基础预防，物理预防，药物预防。

一、基础预防

（一）多饮水

基础预防以作息规律、饮食健康为首要原则。每日应保证充足的水分摄入，以防血液黏稠诱发血栓，每日饮水量应为1500～2000mL。

（二）戒烟戒酒

烟草中的尼古丁会刺激血管收缩，造成血管壁硬化，从而影响血液循环。过量饮酒会造成血管壁损伤，血管壁受损后容易沉积血小板、白细胞、凝血因子等产生血栓。因此，戒烟戒酒是心血管疾病健康管理的重要预防措施。

（三）适当活动

在日常生活和工作中，应避免久坐、久站、久卧。

长时间端坐或站立工作的人群尤其需要注意，如程序员、教师等。建议工作时每隔45min适当活动一下身体，如伸腰、踮脚、室内走动等，以促进腿部的血液循环。

对于长时间卧床的人，可以进行腿部的主动和被动运动。首先，休息的时候要保持正确的睡姿。其次，可以适当抬高下肢（可以使用垫脚枕），一般高于心脏水平面20~30cm为宜，以利于静脉回流。

二、物理预防

深静脉血栓的物理预防主要是借助物理方法促进静脉血液回流，以减少血液瘀滞，降低血栓形成的风险。物理预防主要包括穿戴弹力袜和使用间歇充气加压装置两种方法。

（一）弹力袜

弹力袜是一种可以对从脚踝到腿部不同部位施加梯度压力的医用袜。其中，脚踝部压力最高，能有效挤压浅静脉，促使血液向深静脉回流，从而防止血液在下肢静脉内瘀滞。弹力袜适合长时间坐飞机、火车等交通工具的人群，以及需要长期卧床者使用。

（二）间歇充气加压装置

该装置是通过包裹下肢的气囊按照设定的程序间歇性充气、放气来达到预防血栓的作用。充气时，气囊对肢体从远心端到近心端依次进行梯度施压，促进血液回流到心脏。这种装置通过模拟肌肉泵的作用来促进下肢血液循环。在医院的外科病房、重症监护室等场所，间歇充气加压装置常被用于预防高危患者（如重大手术后的患者）发生深静脉血栓形成。

三、药物预防

预防深静脉血栓形成的药物主要是抗凝药物，通过抑制血液凝固过程来降低血栓形成的风险。

（一）肝素类

1. 普通肝素

普通肝素是一种多糖硫酸酯，主要通过增强抗凝血酶Ⅲ（AT-Ⅲ）的活性来发挥抗凝作用。它能抑制Ⅱa、Xa等多种凝血因子，从而抑制血栓形成。

普通肝素使用时可能会引起血小板减少（HIT）。在使用普通肝素第3~5天必须复查血小板计数，血小板计数一般控制在（100~300）×10^9/L。若血小板计数低于$100×10^9$/L或较基线下降超过50%，就需要高度警惕肝素诱导的血小板减少症（HIT）。

2. 低分子肝素

低分子肝素是普通肝素经过化学或酶解聚等方法制备而成。与普通肝素相比，它有更好的生物利用度，抗凝效果更可预测。低分子肝素被广泛应用于预防深静脉血栓形成，常用药如依诺肝素等，一般是皮下注射给药。使用低分子肝素期间一般无须常规监测凝血指标，而对于肾功能不全患者、孕妇、儿童，以及有出血倾向的患者，则应进行抗Xa因子活性监测。

抗Xa因子活性是监测低分子肝素抗凝效果最常用的指标。对于需要预防血栓形成的患者，一般建议抗Xa因子活性维持在0.2～0.5 IU/mL；对于治疗已形成血栓的患者，可能需要将抗Xa因子活性控制在0.5～1.0 IU/mL。

（二）维生素K拮抗剂

华法林作为常用的维生素K拮抗剂，它的作用机制是抑制维生素K依赖的凝血因子（凝血因子Ⅱ、凝血因子Ⅶ、凝血因子Ⅸ、凝血因子Ⅹ）的合成。但华法林起效相对较慢，且治疗窗较窄，个体差异较大。使用过程中需要定期监测国际标准化比值（INR）来调整剂量，使其维持在合适的范围，以保证抗凝效果并降低出血风险。

（三）新型口服抗凝药

1. 直接凝血酶抑制剂

达比加群酯。它能直接抑制凝血酶（Ⅱa）活性，从而阻止纤维蛋白原转化为纤维蛋白，达到抗凝目的。达比加群酯一般口服给药，生物利用度较高，受食物和药物相互作用的影响较小。

2. 直接Xa因子抑制剂

利伐沙班、阿哌沙班等。这类药物通过直接抑制凝血因子Xa，中断凝血的内源性和外源性途径，发挥抗凝作用。这类药物具有起效快、无须常规监测凝血指标等优点，使用较为方便。

第六节

弹力袜

弹力袜又称梯度压力袜，或血栓弹力袜。它是一种用于预防和辅助治疗静脉疾病的医用袜，主要通过对腿部（尤其是小腿肌肉）进行有效的外部施压来促进静脉血回流，减少血液在下肢静脉瘀滞，从而降低深静脉血栓形成的风险。同时，它还可以改善腿部的血液循环，减轻腿部的肿胀和疲劳。

弹力袜一般分为长筒弹力袜和短筒弹力袜，患者可根据自身病变的位置，在医务人员的指导下购买。

一、弹力袜的作用

（一）促进静脉回流

弹力袜通过对腿部施加由下至上、压力递减的梯度压力，帮助静脉血液克服重力作用从下肢向心脏回流。一般弹力袜给予脚踝处的压力较高，能有效挤压浅静脉，促进血液流向深静脉，减少血液在下肢静脉的瘀滞，降低深静脉血栓形成的风险。

（二）减轻腿部肿胀

患者穿戴弹力袜后，静脉血回流得到改善，下肢静脉血液瘀滞的情况会得到较大程度的缓解，下肢肿胀程度减轻。

比如对于长时间站立或坐着的人，腿部容易出现水肿，穿着弹力袜可以减轻这种肿胀，使腿部感觉更舒适。

（三）缓解腿部疲劳

弹力袜能够改善腿部血液循环，让肌肉得到更充足的氧气和营养物质供应，减少乳酸等代谢废物的堆积。这有助于减轻因长时间活动或久站、久坐后产生的腿部疲劳感和酸胀感。

（四）辅助治疗静脉疾病

对于有静脉曲张、静脉功能不全等慢性静脉疾病的患者，穿着弹力袜可以作为辅助治疗手段。它能减轻静脉血管的压力，缓解静脉曲张引起的腿部疼痛、沉重感等不适症状，在一定程度上延缓病情发展，特别是康复期患者，更应长期穿着弹力袜。

二、弹力袜的适用人群

下肢静脉曲张患者，手术后患者，骨折恢复期患者，久坐、久站或长期卧床者等。

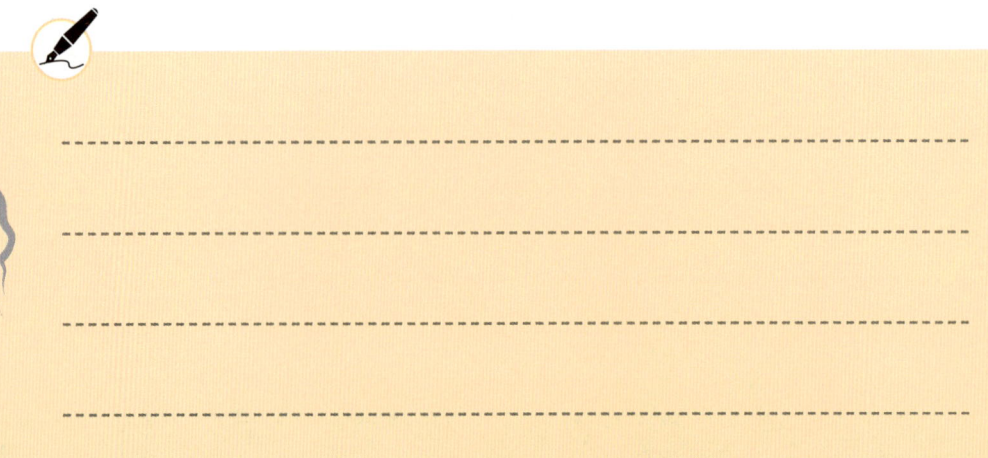

第三章　静脉血栓

第七节
弹力袜的穿脱方法

弹力袜不同于普通的袜子，它利用分阶段式压力的原理，使血液加速回流到心脏，从而有效缓解下肢静脉和下肢静脉瓣的压力。以下是弹力袜的穿脱方法。

一、准备工作

首先，患者需要选择合适的医用弹力袜。一般根据自身腿部尺寸，包括脚踝周径、小腿最粗处周径和大腿最粗处周径（选择连裤袜时需要测量）来挑选合适的尺码。

其次，患者需要确保腿部皮肤清洁、干燥、无伤口。

最后，修剪指甲，避免刮破袜子。建议在手上涂抹少量滑石粉或使用专门的辅助工具（如硅胶手套）。

二、穿袜步骤

（一）短袜或中筒袜

先将弹力袜从袜口卷至袜跟，将脚伸进袜子里，使脚跟正好位于袜跟位置；再用手捏住袜子的内外侧，将袜子慢慢往上拉，边拉边抚平，确保袜子紧贴腿部皮肤且没有皱褶，尤其要将弹力袜与脚踝、小腿贴合。

（二）长筒袜或连裤袜

将长筒袜或连裤袜翻至脚踝处，像穿短袜一样将脚伸进袜子里，调整好脚跟位置再缓慢上拉。穿连裤袜时，要将袜子轻轻拉过膝盖，再缓慢向上拉至大腿根部。整个过程要注意使袜子均匀地贴合腿部，避免出现局部过紧或过松的情况。

三、脱袜技巧

用双手拇指将袜子从顶部缓慢往下翻卷，动作要轻柔，边卷边将袜子从腿上褪下，防止用力过猛损坏弹力袜。如果弹力袜较紧，可以从脚踝处开

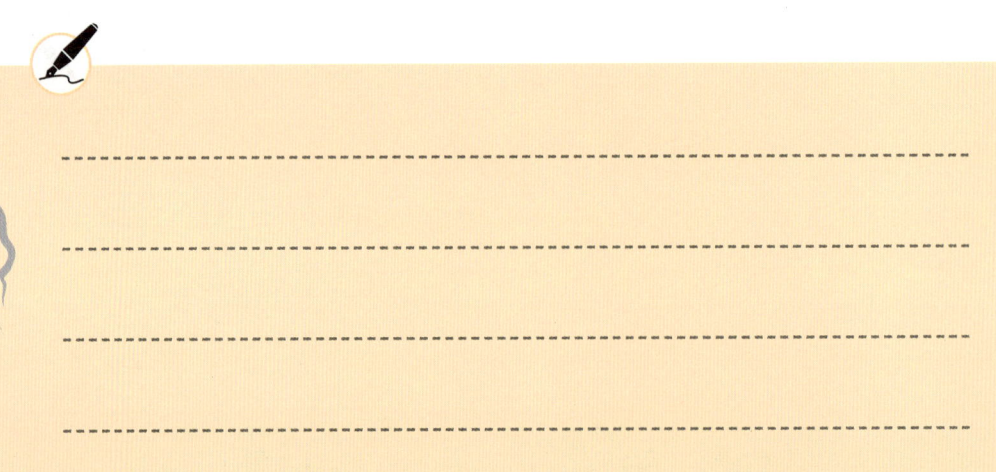

始脱,先将脚踝部分的袜子褪下一点,再整体慢慢往下脱。脱袜时应保持耐心,勿暴力拉扯。

专家点拨

弹力袜的保养

医用弹力袜的保养很重要,能延长其使用寿命并保证其效果。

清洗建议:每2~3天需清洗1次,以清除穿戴过程中沾染的皮肤分泌物及灰尘。如果袜子被弄脏了,应及时清洗。

清洗方式:使用温水(30~40℃)和中性洗涤剂。不建议使用含强力去污成分或漂白剂的洗涤产品,以避免破坏袜子的弹性纤维。将袜子翻面,轻柔地揉搓,重点清洗脚底和其他容易弄脏的部位,清洗时间不宜过长。

干燥方法:清洗后勿拧干袜子,应轻轻挤压或用干毛巾吸去多余的水分。自然风干是最好的方式,将袜子平放在通风良好、干燥的地方,避免阳光直射(紫外线会使弹力纤维老化、变脆,从而影响袜子的弹性和质量)。

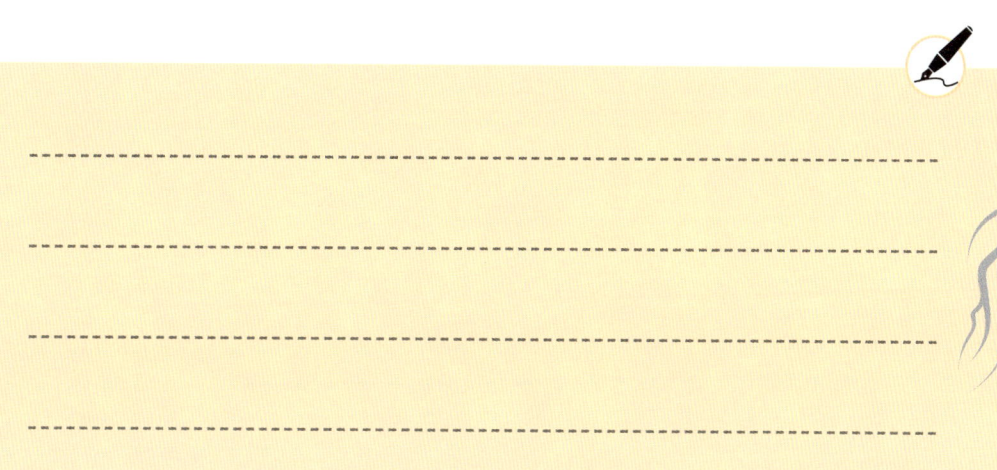

第八节
踝泵运动

踝泵运动主要通过运动足踝部来增强小腿肌肉泵的功能，以促进下肢血液回流，减少下肢瘀血，消除水肿，预防深静脉血栓。

一、踝关节运动（图3-8-1）

患者坐在椅子上或平躺在床上，双腿伸直。先缓慢将脚尖下压，使踝关节跖屈，脚面尽量绷直，就像跳芭蕾舞一样，保持3～5s。这个动作会使小腿前侧肌肉紧张。然后，尽量将脚尖向上勾起，此时踝关节处于背伸状态，小腿后侧的肌肉会有紧绷感，保持这个动作3～5s。

如此反复进行，每组做10～15次，每天做3～4组。这种屈伸运动能有效锻炼踝关节周围的肌肉，提高踝关节的灵活性。

第三章 静脉血栓

脚背向下压，保持3~5s

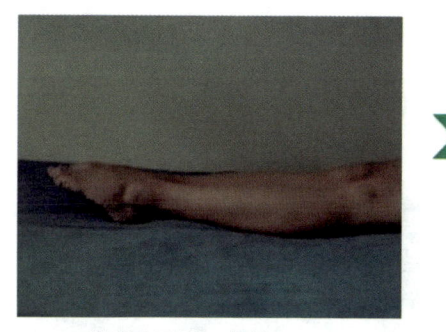

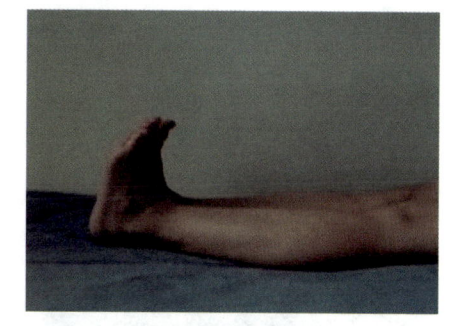

脚尖回勾，保持3~5s

图3-8-1 踝关节运动

二、足趾关节运动

患者坐在椅子上或平躺在床上，双脚放松。从大脚趾开始，将脚趾尽量向上抬起，如同在努力抓东西一样。这个动作可以伸展足趾关节，保持3~5s，感受足趾关节上方的肌肉拉伸。接着，将脚趾向下弯曲，尽量将脚趾往脚底方向下压，保持3~5s。

其余脚趾也按照以上方法依次进行屈伸运动。每个脚趾可重复做10~15组，每天进行3~4次。这样的屈伸运动可以有效活动足趾关节，促进局部血

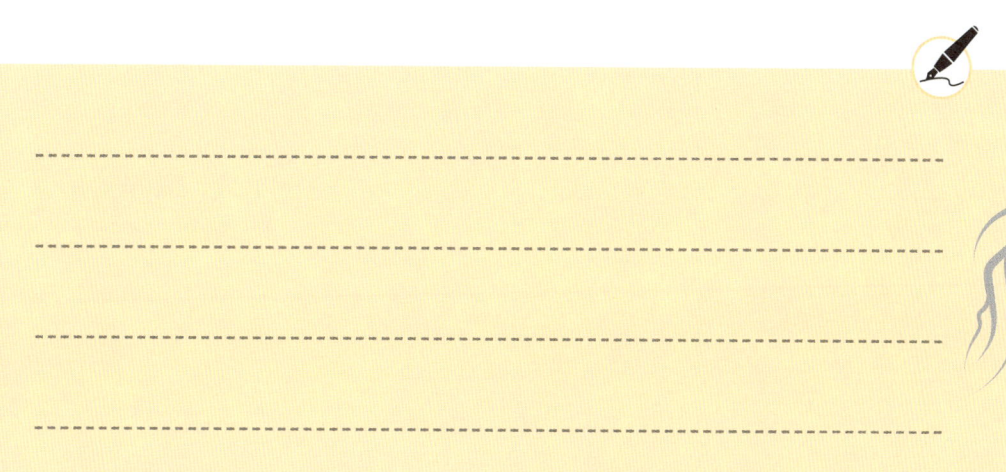

液循环。

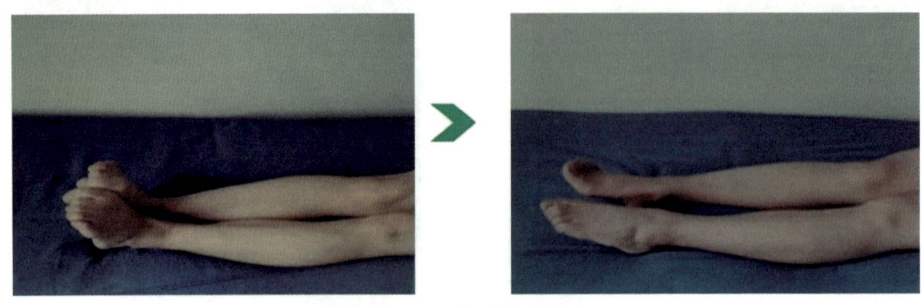

图3-8-2　足趾关节运动

注意：下肢深静脉血栓急性期的患者禁止做此套静脉操。

三、双足旋转运动

首先，患者坐在椅子上，双脚平放于地面，膝盖弯曲成90°左右，保持身体平衡和放松状态。

接着，以踝关节为中心开始做旋转运动。双脚同时缓慢地做顺时针方向旋转，旋转过程中尽量保持动作平稳、连贯，让整个足部都活动起来，包括脚跟、脚掌和脚趾，就像用双脚画圈一样。旋转的幅度可以根据自己的身体

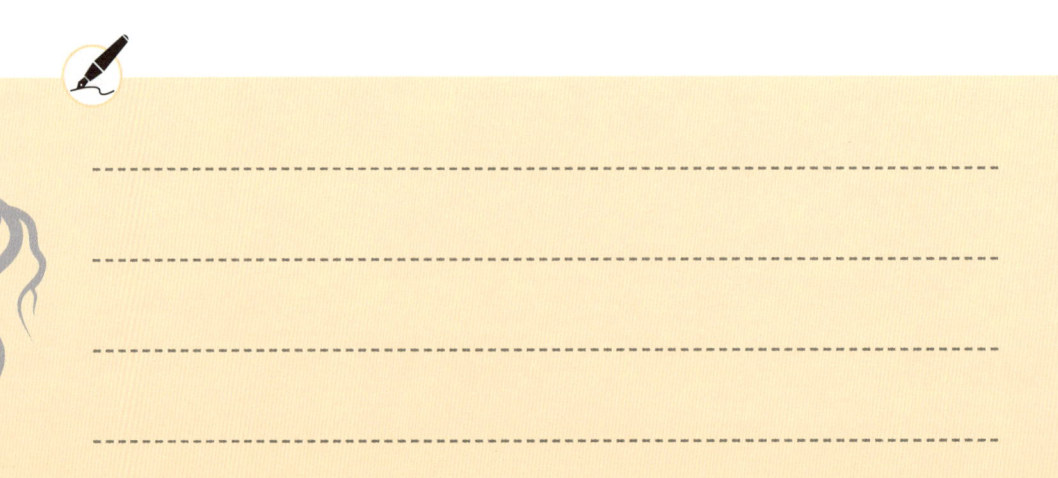

状况适度调整，在舒适的前提下，尽量让足部得到大幅度的旋转。

顺时针旋转一定圈数（如10~15圈）后，再换为逆时针方向旋转同样的圈数。整个旋转过程中注意均匀呼吸，不要憋气。

双足旋转运动可以有效锻炼踝关节和足部的肌肉、关节，促进下肢的血液循环，对于预防下肢水肿、深静脉血栓形成等有一定的帮助。

四、踝关节及小腿肌肉运动

患者站直，双脚与肩同宽，双手放在身体两侧。身体重心向上移，缓慢抬起脚跟，尽量用脚尖支撑身体。在踮脚尖的过程中，踝关节得到充分伸展，小腿后侧的肌肉（比目鱼肌和腓肠肌）收缩紧绷。保持这个姿势3~5s，缓慢放下脚跟，回到初始位置。

重复以上动作，每组10~15次，每天3~4组。该运动能有效增强小腿肌肉力量和踝关节的活动能力。

五、蹬车运动（图3-8-3）

患者平躺在床上，双腿自然伸直。先将一侧腿缓慢向上抬起，离开床面。在抬高过程中，脚踝保持自然状态，尽量抬高腿部，直到与床面成一定角度（45°~60°），此时小腿肌肉会收缩。保持这个姿势3~5s，缓慢将腿放下，回到原始位置。

　　双腿交替进行，每组做10~15次，每天3~4组。该运动不仅可以锻炼小腿肌肉，对增强踝关节的稳定性也有帮助。

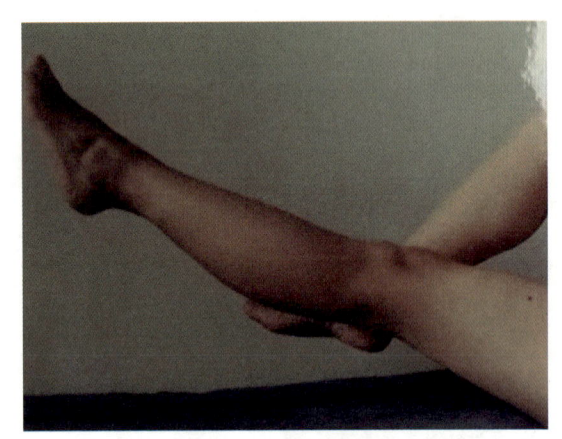

图3-8-3　蹬车运动

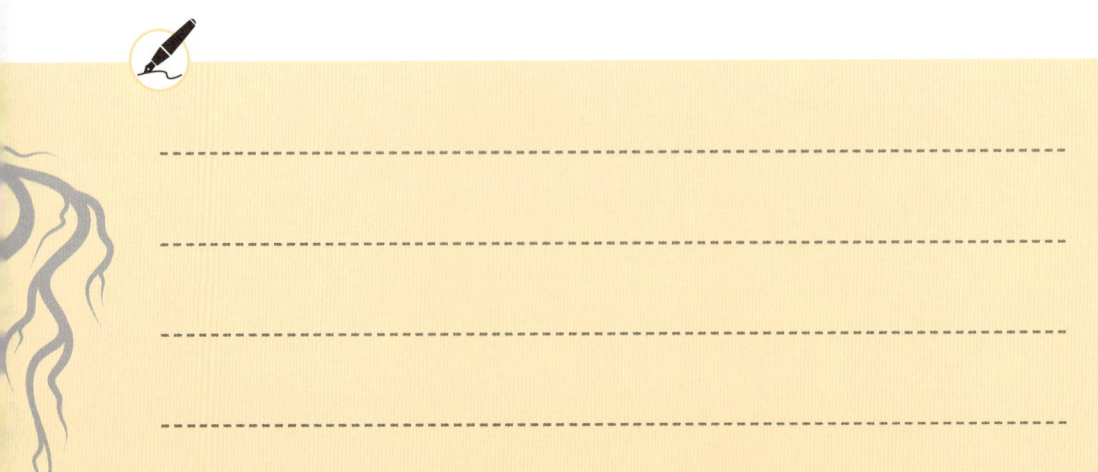

第九节
抗凝药物的使用

抗凝是一个动态的、可调节的过程，受多种因素影响。只有当抗凝指标调至适宜的范围内，才能既保证抗凝治疗的有效性，又防止患者发生出血。

抗凝药物主要有肝素类、维生素K拮抗剂、新型口服抗凝剂。这三种抗凝药物最常用的分别为肝素钠、华法林、利伐沙班。

一、肝素钠

肝素钠是一种抗凝血药，其药物半衰期较短，是血管介入手术中常用的短效抗凝药物。医生一般会在手术开始前30min给药，并在手术结束前30min追加给药。

（一）肝素钠的作用机制

肝素钠主要通过与抗凝血酶Ⅲ（AT-Ⅲ）结合，使AT-Ⅲ的抗凝活性增强。AT-Ⅲ能够抑制凝血因子Ⅱa（凝血酶）、凝血因子Ⅸa、凝血因子Ⅹa、凝血因子Ⅺa和凝血因子Ⅻa。肝素钠与AT-Ⅲ结合后，这种抑制作用的起效速度可以加快数千倍，从而阻止纤维蛋白原转化为纤维蛋白，抑制血液凝固。

（二）肝素钠的应用

肝素钠除了在血管介入手术中运用以外，也在临床其他领域发挥着不可估量的作用。

1. 预防血栓形成

肝素钠可用于预防深静脉血栓形成、肺栓塞等，尤其适用于长时间手术或术后长期卧床的患者，以降低血栓形成的风险。

2. 治疗血栓性疾病

对于已经形成的血栓，如急性深静脉血栓形成、急性肺栓塞等，肝素钠可以作为初始治疗药物，阻止血栓范围进一步扩大。

3. 体外抗凝

在血液透析、体外循环等医疗操作中，肝素钠被用于防止血液在体外循环装置中凝固。

（三）肝素钠的给药方式与用药监测

肝素钠一般通过静脉注射或者皮下注射给药。使用过程中需要监测活化部分凝血活酶时间（APTT），以调整肝素钠的剂量，确保抗凝效果适宜，避免发生抗凝不足或出血等不良反应。

（四）低分子肝素钠

低分子肝素钠是由普通肝素经过化学或酶解聚等方法制成的。低分子肝素钠主要通过与抗凝血酶Ⅲ（AT-Ⅲ）结合，增强AT-Ⅲ对凝血因子X_a的抑制作用，从而抑制血栓形成。

1. 低分子肝素钠的特点

与普通肝素相比，低分子肝素钠的抗X_a/$Ⅱ_a$活性比值高，这意味着它对凝血因子X_a的抑制作用更强，而对凝血酶（$Ⅱ_a$）的抑制作用相对较弱。这种特性使得它在发挥抗凝作用的同时较少引起出血。低分子肝素钠的生物利用度较高，皮下注射吸收完全，药物作用持久，抗凝效果可预测。

2. 低分子肝素钠的应用

（1）预防血栓

低分子肝素钠被广泛用于预防深静脉血栓形成和肺栓塞，尤其适用于外科手术后的患者，如骨科手术、腹部手术等长时间手术或术后活动受限的患者。

（2）治疗血栓性疾病

低分子肝素钠可被用于治疗已形成的深静脉血栓、不稳定型心绞痛、非Q波心肌梗死等疾病，能抑制血栓的进一步发展，改善病情。

临床使用低分子肝素钠时，虽然一般不需要像普通肝素那样频繁监测患者的凝血指标，但对于一些特殊人群（如老年人、孕妇、肾功能不全患者等），仍需要谨慎使用并适当监测。使用过程中可能会引起一些不良反应，如出血、血小板减少等，不过这些情况的发生率相对普通肝素较低。

3. 低分子肝素钠的注射技术

（1）注射前准备

①选择合适的注射器：通常使用预填充式注射器。这种注射器的剂量准确，使用方便。

②选择注射部位：一般选择腹部作为注射部位。腹部脂肪丰富，有利于药物的缓慢吸收。注射部位一般选择在脐周10cm以内，避开脐周2cm区域，此处血管、神经相对较少，能减少注射时的疼痛和出血风险。注意左右腹壁交替注射，这样可以减少局部瘀斑和硬结的发生。

③清洁皮肤：用碘伏或酒精棉球以注射点为中心，向外螺旋式消毒，消毒范围直径大于5cm。

（2）注射过程

①捏起皮肤：用拇指和食指捏起腹壁皮肤形成褶皱，这样可以使皮下组织和肌肉分离，确保药物注入皮下组织，避免误入肌肉层。

②垂直进针：将注射器针头垂直刺入皮肤褶皱最高点，一般进针深度为整个针头的2/3左右。

③缓慢注射：缓慢推注药物，推注速度要均匀，一般以每秒1mL的速度为宜。这样可以减少局部组织的压力，降低疼痛和出血的可能性。

（3）注射后护理

①停留片刻：注射完毕后，不要立即拔出针头，停留数秒（10s左右），以防止药物反流，确保药物完全注入皮下组织。

②松开皮肤：松开捏起的皮肤，拔针后不用棉球按压，不要揉搓，避免引起局部瘀斑或硬结。如果穿刺点有出血或渗液，则以穿刺点为中心，用棉球垂直向下按压，按压时间一般为3~5min，至无出血为止。

二、华法林

（一）华法林的作用机制

最常用的维生素K拮抗剂类药物是华法林。在人体的正常凝血过程中，维生素K起着关键作用。凝血因子Ⅱ、凝血因子Ⅶ、凝血因子Ⅸ、凝血因子Ⅹ的合成需要维生素K参与其谷氨酸残基的γ-羧化。华法林通过抑制维生素K环氧化物还原酶复合物，阻碍维生素K由环氧化型向氢醌型转变，从而减少了有活性的维生素K生成。

因为缺乏足够的活性维生素K，肝脏合成的凝血因子Ⅱ、凝血因子Ⅶ、凝血因子Ⅸ、凝血因子Ⅹ不能进行正常的γ-羧化，这些凝血因子就无法正常地与钙离子和磷脂表面结合，最终导致凝血过程受阻，起到抗凝的作用。

（二）华法林的应用与用药监测

华法林常被用于预防和治疗深静脉血栓形成、肺栓塞，也用于心房颤动、心脏瓣膜置换术后等疾病，以降低血栓形成的风险。

华法林的治疗窗较窄，治疗效果个体差异大。开始使用时，医生会根据患者的年龄、性别、体重、合并疾病等因素综合考虑来确定初始剂量。使用过程中，需要定期监测国际标准化比值（INR）。一般来说，INR的目标范围在2~3适用于大多数情况，如预防深静脉血栓形成等；INR目标范围在3~4.5适用于一些特殊情况，如机械心脏瓣膜置换术后。

根据INR来调整华法林的剂量。如果INR低于目标范围，可能需要增加剂量；如果INR高于目标范围，可能需要减少剂量或暂停使用，以避免患者出血。

（三）华法林使用的注意事项

1. 饮食注意

许多食物会与华法林相互作用。富含维生素K的食物，如动物肝脏、菠菜、芥蓝、西蓝花、纳豆等，可能会降低华法林的抗凝效果。患者需要注意保持每日稳定的维生素K摄入，避免突然增减。

2. 药物影响

部分药物，如抗生素、抗癫痫药等会影响华法林的抗凝作用。

3. 出血风险

华法林最主要的不良反应是导致出血。轻微的出血可能表现为鼻出血、牙龈出血等，严重的可能会出现消化道出血、颅内出血等。

三、利伐沙班

（一）利伐沙班的作用机制

利伐沙班是一种新型口服抗凝药物。凝血因子Xa在整个凝血过程中属于内、外源性凝血途径的交汇点，它直接作用于凝血因子Xa，通过抑制凝血因子Xa的活性，从而阻断凝血的相关反应，减少血栓形成。

（二）利伐沙班的应用

利伐沙班主要用于预防静脉血栓形成。如髋关节手术，患者在手术前后服用利伐沙班，能明显降低深静脉血栓形成和肺栓塞的发生率。此外，利伐沙班也可以用于治疗成人的深静脉血栓形成和肺栓塞。

（三）利伐沙班的用药监测

利伐沙班相对安全有效、方便快捷，剂量固定。其规格有10mg和20mg两种剂型。在用药期间，大多数情况下无需对患者进行凝血指标监测。患者一般根据自身的疾病情况，遵医嘱使用相应规格的利伐沙班，并每半年来院复诊。

某些特殊情况，如肾功能损害患者、老年人、低体重患者，或患者同期服用一些可能与之相互作用的药物时，医生可能会考虑监测抗Xa因子活性。抗Xa因子活性检测可以帮助判断利伐沙班的抗凝效果是否在合理范围，避免出现出血或抗凝不足的情况。

（四）利伐沙班使用的注意事项

1. 出血风险

服用利伐沙班最主要的并发症就是出血。轻微的出血可表现为鼻腔出血、齿龈黏膜出血等，严重的可发生消化道出血，患者可出现黑便、呕血等。在用药过程中，患者若出现皮肤瘀斑、血尿等情况，应及时就医。

2. 肾功能评估

利伐沙班主要通过肾脏代谢，对于肾功能不全、肾衰竭、异体肾移植的患者，药物可能在体内蓄积，蓄积过久后会增大出血的风险。因此，此类患者在用药前须进行详细的肾功能评估，医生会根据其肾功能情况调整用药剂量。肾功能严重受损的患者可能需要减少使用剂量或避免使用。

3. 药物作用

利伐沙班和某些药物合用时，可能会影响其抗凝的效果。抗真菌药（如酮康唑）或某些抗病毒药（如利托那韦）可使利伐沙班的血药浓度升高，增强其抗凝作用，增加患者出血的风险。利伐沙班与肝酶诱导剂（如利福平）合用时，又会降低其抗凝作用。不同抗凝药物的特点见表3-9-1。

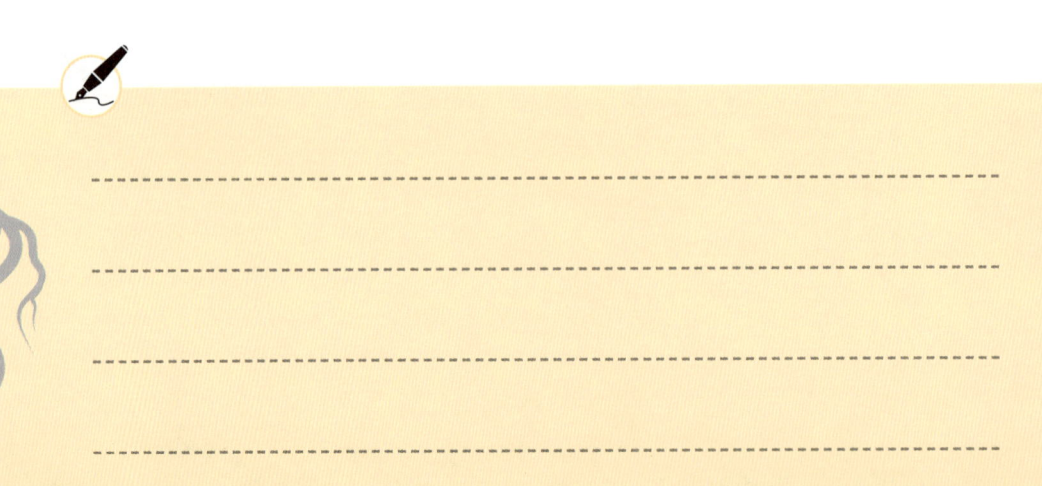

医生应详细了解患者服用利伐沙班的时间及剂量，以便对其病情做出准确的判断。

表3-9-1 不同抗凝药物的特点

	传统抗凝药物		新型口服抗凝药物
	肝素类	华法林	
口服	×	√	√
无须常规监测凝血指标	√（有出血倾向时检测血小板计数）	×	√
固定剂量	×	×	√

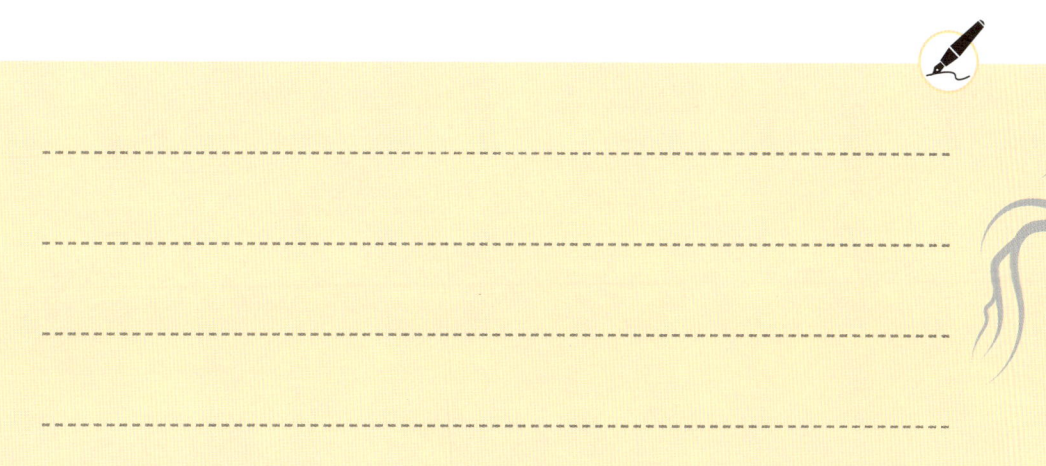

专家点拨

INR

　　INR是国际标准化比值（International Normalized Ratio）的英文缩写。它是通过凝血酶原时间（PT）计算得出的一个标准化的数值，用于衡量血液凝固时间。INR也是使用华法林等抗凝药物时的重要监测指标，可以帮助医生评估抗凝效果。

　　大多数抗凝患者应"严格定时服药，定期监测凝血"，监测使用华法林进行抗凝的情况。如预防深静脉血栓形成、肺栓塞或治疗心房颤动相关的血栓风险时，INR的目标范围一般控制在2~3；而对于一些特殊情况，如机械心脏瓣膜置换术后，INR的目标范围可能会更高，通常在3~4.5。

第十节
突发鼻出血的处理

一些患者在使用抗凝药物时可能会出现鼻出血,这是常见的不良反应。鼻腔内毛细血管丰富,出血量相对较多。以下为患者突发鼻出血的常规处理方法。

一、安抚患者

安抚患者,使其保持冷静。情绪紧张可能导致患者血压升高,加重鼻腔内毛细血管的压力。协助患者取坐位或半卧位,头部后仰,这样可以防止血液流入口咽部造成患者呛咳。如果血流较多,应嘱患者头偏向一侧,及时吐出口咽部的血液。

二、按压止血

鼻腔内毛细血管丰富，主要涉及的动脉有鼻腭动脉、筛前动脉、上唇动脉的鼻中隔支。先按压鼻翼两侧，也就是鼻梁下方的软骨部位，持续按压10～15s，通过按压鼻中隔前方，对局部的交织动脉网实施压力来达到止血的目的。

三、冷敷

可以先用冷毛巾（或冰袋）敷在鼻梁上，以此收缩血管，减少出血。冷敷的时间为10～15min。如患者对冷刺激较敏感，可以在冰袋外包裹较轻薄的毛巾再进行冷敷。

四、观察出血

经过按压和冷敷后，观察患者鼻腔出血是否停止、口腔内是否含有新鲜血液。经过上述处理仍未能及时止血者，应及时联系医生。

第三章 静脉血栓

第十一节
孕产妇血栓

孕产妇本人及家属需要多关注孕产妇的身体变化,掌握一些简单的自我检查方法有助于及早发现异常并接受治疗,以顺利度过这段特殊的时期。

一、孕产妇血栓自查

(一)观察下肢症状

每日定时观察双腿是否有肿胀。孕产妇双腿肿胀既可能是妊娠所致,也可能是疾病导致。

如果一侧肢体明显比对侧肢体肿胀,尤其是肿胀部位的皮肤紧绷、发亮,可能提示血栓形成而导致静脉回流受阻。用软尺在孕产妇大腿或小腿固定的位置每日进行周径测量(一般选择在小腿最粗的部位测量),若双腿测量周径差值>2cm,则应予以重视。

（二）检查疼痛情况

腿部疼痛也是血栓形成的一个信号，尤其是小腿后方、大腿内侧等部位。血栓引起的疼痛通常是胀痛或压痛，行走或站立时可能会加重，轻轻按压腿部肌肉也可有明显的疼痛感。

（三）观察皮肤颜色变化

观察腿部皮肤颜色是否有改变。如果皮肤出现发红或青紫，可能是因为静脉血液瘀滞、局部血液循环不畅。颜色变化一般从局部的小块区域开始，逐渐蔓延扩大。

（四）关注其他异常感觉

观察腿部是否有沉重、麻木，或类似"抽筋"的感觉（可能比平时持续时间更长）。若孕产妇适当休息后缓解不明显，可能就是静脉血栓形成的早期表现。

如果发现孕产妇有上述症状，请及时与医生联系，以免耽误治疗的最佳时间。

二、孕产妇血栓形成的危险因素

（一）血栓病史

既往史有深静脉血栓形成、肺栓塞的孕产妇再次形成血栓的概率极高。这类孕产妇生产前自身的血管内皮已受损，或身体的凝血和纤溶系统已有障碍，导致其在妊娠期间的血液处于高凝状态，血栓形成的风险增加。

此外，有静脉曲张病史的孕产妇也要警惕血栓形成。因为下肢浅表静脉回流受阻或瘀滞以后，血栓的发生率也会增加。建议在医生指导下适当进行下肢功能锻炼和穿着弹力袜来预防。

（二）高龄孕产妇

现如今许多年轻人都选择延迟生育，尤其在一些较为发达地区，高龄孕产妇逐年增加。高龄是血栓形成的危险因素之一，35岁以上的孕产妇身体机能和血管弹性相对较差，血液更容易凝固，容易发生血栓。

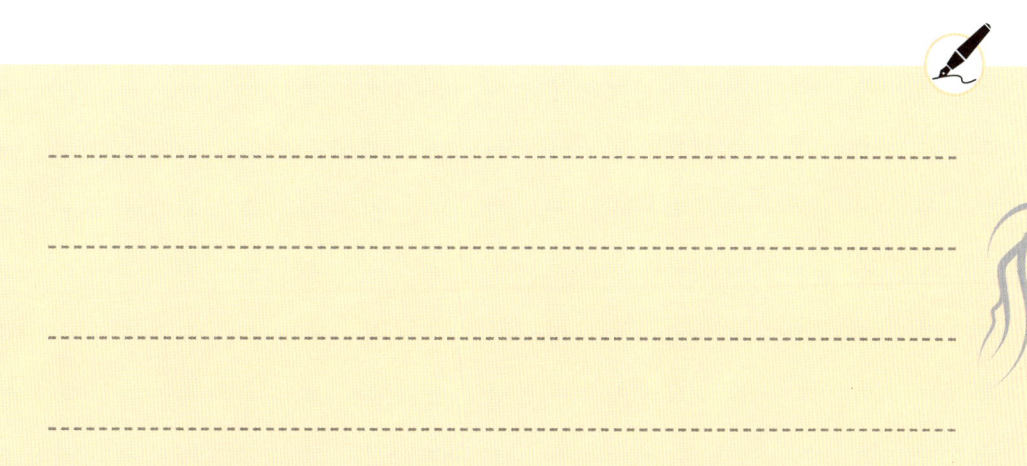

（三）肥胖

体质指数（BMI）≥25kg/m^{2}的孕产妇更容易形成血栓。肥胖有可能导致代谢综合征，使得血液黏稠度增加，血液流速减慢，从而增加了血栓形成的风险。因此，孕产妇要注意控制体重。

（四）长期卧床

一些孕妇因孕期并发症或其他原因，需要遵医嘱进行卧床保胎，长期卧床使身体长时间处于静止状态，下肢肌肉活动减少，静脉回流不畅，容易引发下肢静脉血液瘀滞，从而形成血栓。

（五）多胎妊娠

对于怀双胞胎及以上的多胎妊娠孕妇，其子宫比单胎妊娠增大更多，对下腔静脉和盆底静脉造成的压力更大。这种压迫可能会阻碍下肢静脉血回流，使得静脉压升高，血液凝固而易形成血栓。

（六）基础疾病史

对于既往有基础疾病，或妊娠合并糖尿病、高血压、血液系统疾病、妇

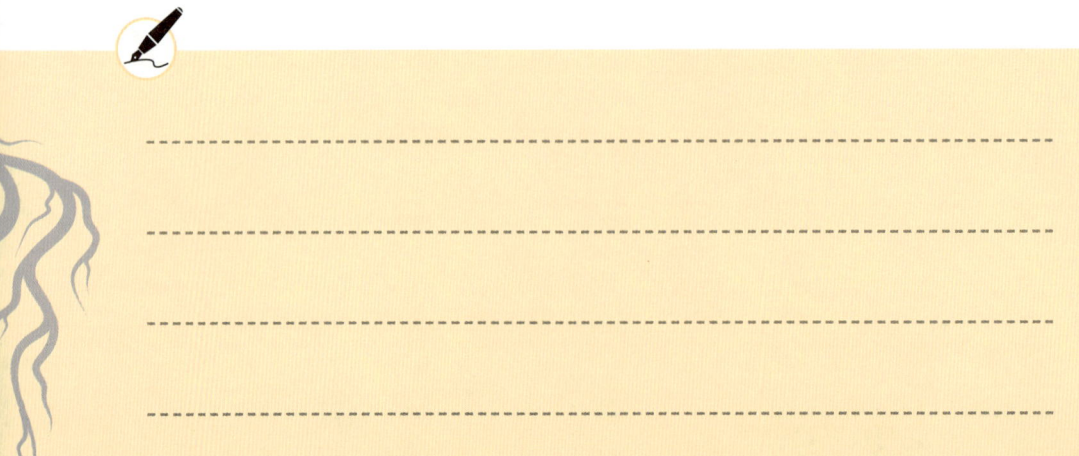

科疾病、恶性肿瘤的孕产妇，其血液黏稠度高，血管内皮受到损伤，且这一类患者的血液凝固和抗凝系统平衡可能失调，更需警惕静脉血栓栓塞症。

三、孕产妇血栓高发时间

（一）孕期

孕早期（妊娠第1~14周）：子宫逐渐增大，此为血栓形成的高发期。

孕中期（妊娠第14~28周）：不断增大的子宫对下腔静脉的压迫逐渐显现，静脉回流受到影响。

孕晚期（妊娠第28周至生产）：子宫增大更加明显，严重压迫到下腔静脉。孕晚期孕妇的体重增加，长时间久坐、卧床等因素也会增加血液在下肢瘀滞的风险。

（二）分娩期

产妇的血液系统处于高凝状态的峰值。当胎盘娩出后，胎盘附着的血管破裂，子宫内膜血管处于完全开放状态，大量组织因子释放，外源性凝血途径启动，使得血液高凝性增加。

（三）产后

产后1~2周内，产妇体内的血液环境仍处于高凝状态，此前被激活的凝血系统需要一段时间恢复；产后2~4周，产妇的血液状态可恢复到孕前。

四、产后泡脚

分娩后的产妇如无并发症是可以泡脚的。建议顺产的产妇在产后1周进行，剖宫产的产妇则在2~3周后进行。一般家属可以为产妇准备38~40℃的温水泡脚。每天1次，每次10~20min。

泡脚可以增加产妇与家属之间的亲密感，让产妇在特殊时期得到更多的关心和爱护，减少产后抑郁的发生。泡脚可以促进足底的血液循环，有利于产妇的身体恢复和母乳分泌。

五、产后小腿疼痛

产后小腿疼痛可能与身体疲劳、局部受凉、钙摄入不足、下肢静脉回流不畅等因素有关。

受右侧髂总动脉骑跨和腰骶部前凹的挤压，下肢血液流速缓慢，加之

第三章 静脉血栓

孕期盆腔静脉压力增高，盆腔及下肢的血液凝集，下肢深静脉血栓发生率提高。

产妇出现小腿痛时，勿揉捏小腿，须先排除下肢血栓形成的可能性，才可采取其他方法缓解肢体疼痛。

CHAPTER 4

第四章

慢性静脉疾病患者的生活管理

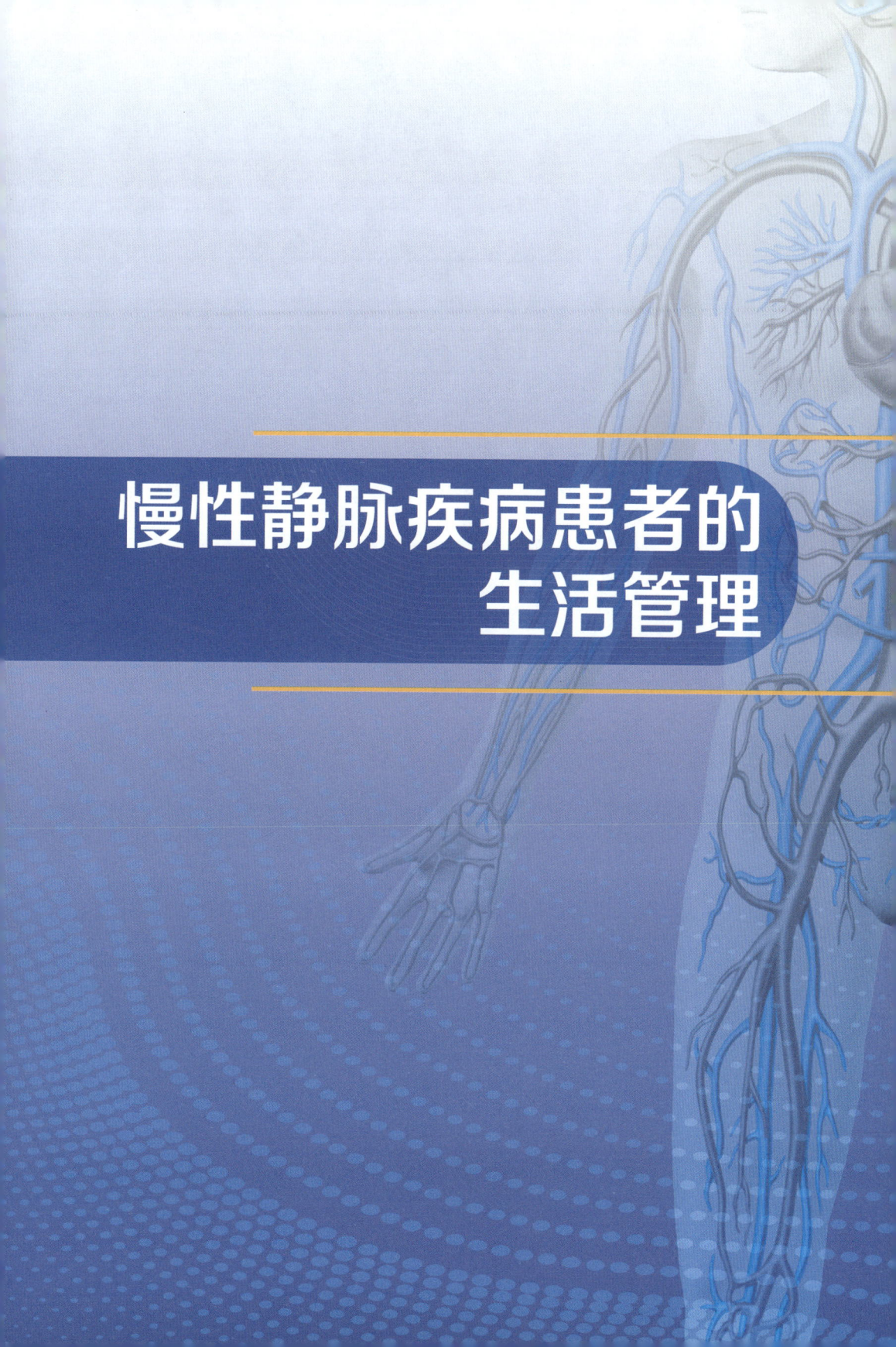

第一节 饮食管理

一、规律饮食

患者应学会定时、定量规律进食，少食多餐，可以在两餐间补充适量的水果或坚果。

二、饮食选择

（一）膳食纤维

患者应增加膳食纤维的摄入，多吃新鲜蔬菜（如胡萝卜、菠菜、西蓝花）、水果（如苹果、香蕉、梨、草莓）及全谷物等食物，这样可以避免便秘，避免因排便困难引起腹压升高，从而减轻静脉压力。

（二）盐的摄入

患者需要控制盐的摄入。高盐饮食会使体内水钠潴留，加重水肿，尤其要少吃腌制品等高盐食物，建议每日食盐摄入量不超过5g。如果患者患有高血压，则每日食盐摄入量应控制在3g以下。

（三）补充维生素

患者可适量摄入富含维生素C和维生素E的食物。维生素C和维生素E有助于改善血管弹性。

（四）应少吃的食物

患者应避免食用过多高脂肪食物，如油炸食品、动物内脏等，以防血液黏稠度增加，加重静脉负担。

三、加餐选择

（一）水果

加餐可以选择100~150g的新鲜水果。如1个苹果、几颗草莓或者蓝莓

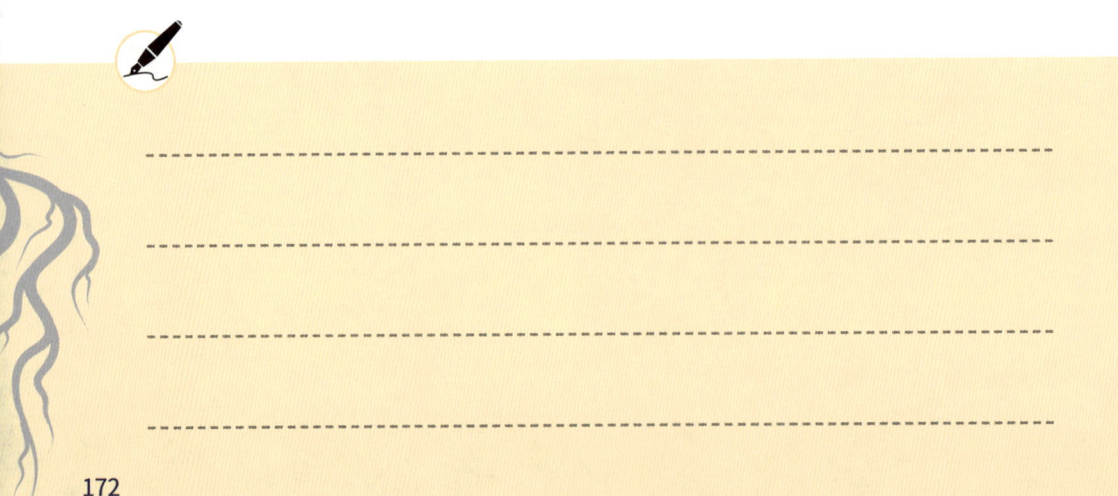

等。水果富含维生素、矿物质和膳食纤维，能够提供一定的能量，还能促进消化。

（二）坚果

加餐可以选择10～15粒杏仁、腰果等坚果。坚果含有脂肪、蛋白质和维生素E等营养成分，有益于血管健康。但坚果热量较高，注意不要过量食用。

（三）酸奶

加餐可以选择100～150g的原味酸奶。酸奶富含蛋白质和益生菌，有助于调节肠道菌群，改善消化功能。

四、饮食量的把握

（一）早餐

一般来说，早餐可以摄入足够的能量，大概占全天所需热量的25%～30%。可以是一份主食（如1～2片全麦面包或一碗杂粮粥）、一份蛋白质食物（如一个鸡蛋或一杯牛奶），再搭配适量的蔬菜（如生菜、黄瓜等）。

（二）午餐

午餐可以稍多些，占全天热量的30%～40%。主食可以是150～200g的米饭或等量的其他主食，搭配丰富的蔬菜（如200～300g绿叶蔬菜和适量的其他蔬菜）和适量的蛋白质（如100～150g的瘦肉或鱼肉）。

（三）晚餐

晚餐热量占全天所需热量的30%左右，主食量可以和早餐类似，同时也要有适量的蛋白质和蔬菜。晚餐摄入的时间不宜太晚，摄入量也不宜过多，避免睡前食物消化不完全，增加胃肠道负担。

五、进餐时间

进餐时间建议：早餐7:00 — 8:00，中餐12:00 — 13:00，晚餐18:00 — 19:00。

第二节
作息管理

一、规律作息

对于慢性静脉疾病患者而言,规律作息十分重要。作息规律对改善慢性静脉疾病很有帮助。

(一)睡眠方面

每天应尽量在相同的时间睡觉和起床,如22:00左右入睡,6:00—7:00起床,保证8~9h的充足睡眠。良好的睡眠可以让身体各器官得到充分休息,利于静脉血液的回流。

(二)活动方面

注意避免久坐或久站。如果工作需要长时间坐着,应每隔1~2h起身活动3～5min。活动一下腿部，如踮脚尖、屈伸膝关节等，以促进腿部静脉血液流动。如果是久站的工作，同样要定时活动，可以适时抬高下肢，以减轻静脉压力。

二、午睡时间

午睡时间最好在12:00—14:00之间。这个时间段是自然困倦期，顺应身体的节律，午睡效果更好。

午睡时长一般以20～30min为宜。短时间的午睡可以有效缓解疲劳、提高警觉性和工作效率，且不会进入深度睡眠，醒来后不会有强烈的困倦感。如果午睡时间过长（午睡时间＞30min），醒来后容易感觉头晕、乏力，影响下午的状态。

三、熬夜的危害

（一）精神和神经系统的危害

从精神和神经系统来讲，熬夜后可能会出现疲劳、困倦、注意力不集中，长期熬夜还容易导致记忆力减退、反应迟钝，同时也会增加焦虑、抑郁等情绪问题的发生风险。

（二）心血管系统的危害

对于心血管系统，身体在熬夜时会处于应激状态，促使血压升高。同时，熬夜会使心脏负担加重，影响心脏的正常节律，增加发生心律失常的风险。

（三）内分泌系统的危害

熬夜也会影响内分泌系统。它会打乱激素分泌的正常节律，如影响甲状腺激素、胰岛素等的分泌，可能导致甲状腺功能异常、血糖不稳定等情况。

（四）免疫系统的危害

从免疫角度看，熬夜会削弱身体的免疫力，使身体更容易受到病毒、细菌等病原体的侵袭，从而频繁生病。

第三节 运动管理

一、常规运动方式

（一）散步

散步是一种简单又合适的运动方式。每天坚持散步30～60min，可以促进腿部肌肉的收缩，帮助静脉血回流。走路时步伐要适中，速度可根据自己的身体状况调整。

（二）骑自行车

骑自行车（包括室内骑行）主要是通过腿部的运动，带动肌肉收缩并挤压静脉，从而促进血液回流。可以每次骑行30～45min，每周进行3～5次。

（三）游泳

游泳对慢性静脉疾病患者也很有益处。在水中，身体的部分重量被水支撑，减轻了腿部静脉的压力。同时，游泳时腿部的划水动作也能促进血液循环。每次游30~60min即可。

二、针对久站的运动方式

（一）踮脚练习

双脚与肩同宽，缓慢提起足跟，保持身体平衡的前提下让足跟尽量抬高，并在最高处保持3~5s，然后缓慢放下。这个动作重复10~15次为1组，可以每小时进行2~3组。踮脚练习可以通过小腿肌肉的收缩来促进静脉血回流。

（二）小腿后侧伸展

找一个高度适中的台阶或者支撑物，双脚的前脚掌踩在台阶上，脚跟悬空，保持身体平衡的同时将脚跟缓慢下压，保持15~30s，每2~3h做1次。拉伸有助于放松肌肉，减轻静脉承受的压力。

（三）原地踏步

在工作间隙可原地做高抬腿踏步，频率适中，每次踏步1~2min，每1~2h进行1次。这样能使腿部肌肉运动起来，促进血液循环。

（四）脚踝旋转

坐在椅子上或站立时（保持平衡），顺时针、逆时针缓慢地旋转脚踝，每个方向旋转10~15圈，每小时做2~3组。通过活动踝关节带动小腿肌肉活动，促进静脉血回流。

三、针对久坐的运动方式

建议长期伏案办公的人每隔1~2h起来活动1次。活动内容可以是简单的腿部运动，也可以进行屈伸膝关节运动。

屈伸膝关节运动：坐在椅子上，背部挺直，缓慢抬起一侧小腿至完全伸直，脚尖回勾，保持3s后缓慢放下小腿至起始位置，重复10~15次，另一侧小腿做同样动作。

此外，还可以在办公室内走动1~2min，活动腰部和颈部，如简单地转

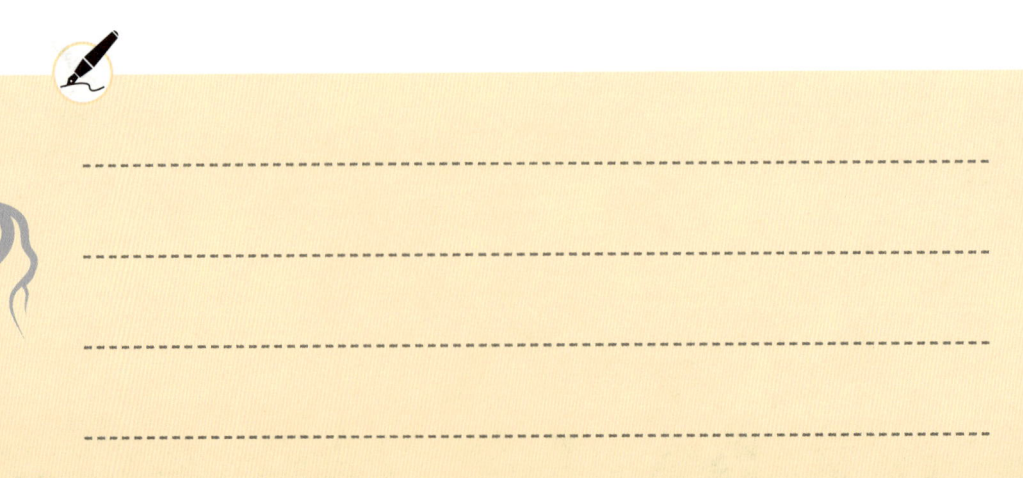

动腰部，顺时针和逆时针各转5~10圈，以此来缓解久坐对身体的不良影响。

良好的饮食管理、作息管理及运动管理可以促进慢性静脉疾病患者的康复。普通人进行这些活动，做好生活管理有助于改善亚健康状态，远离疾病，迎接美好的生活。